看護の現場をスイスイ泳ごう！
困ったときのお助けBOOK

ちびナス

循環器

池田 隆徳
編著

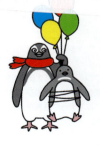

MCメディカ出版

・本書に記載されている薬剤情報は 2018 年 7 月現在のものです。
・本書の記載内容には正確を期するよう努めておりますが、薬剤情報は変更される場合がありますので、必ず添付文書などを参考にして十分な注意を払われますようにお願い申し上げます。

メディカ出版　編集局

ナースのみなさんへ

　新人ナースにとって、循環器は難しいと思われているようです。学生時代に循環器についてひととおり学び、検査や治療についても講義を聞いたはずです。それなのに、どうして循環器は難しいと思うのかを私なりに考えてみました。多くの書籍では、検査所見や治療のしかたを載せていますが、所見の読み方や治療の実際は文章で記載されており、読んでもピンとこなかったのかもしれません。このような現状を打破すべく、メディカ出版の『ちびナス』シリーズにおいて、循環器の"いろは"をわかりやすくまとめることにしました。編集におけるコンセプトは、長い文章はできるだけ避け、目で見てわかるように図やシェーマを用いて解説することです。まずは解剖と生理、そして病態を視覚的に理解しやすいように示し、そのうえで検査と治療の実際をナースの視点を含めて簡潔にまとめました。

　循環器に対するアレルギーを解消したいと思っているナースは多いと思います。まずは基本の基本からおさえ、循環器が好きになっていただければ、企画した者として本望です。

2018年7月

池田　隆徳

CONTENTS

ナースのみなさんへ ……………………………… 3

編集・執筆者一覧 ………………………………… 7

CHAPTER 1 解剖と生理

1 心臓の構造と血液の流れ …………………… 9
2 心臓の生理機能 ………………………………… 11
3 刺激伝導系 ………………………………………… 12
4 冠（状）血管の走行 ………………………… 13
5 体循環と肺循環 ………………………………… 14
6 全身の血管 ………………………………………… 15

CHAPTER 2 疾患と病態

1 高血圧 ……………………………………………… 17
2 心不全 ……………………………………………… 23
3 狭心症・急性心筋梗塞 ……………………… 26
4 不整脈 ……………………………………………… 29
5 弁膜症 ……………………………………………… 32
6 心筋症 ……………………………………………… 38
7 心膜心内膜疾患・心臓腫瘍 ………………… 40
8 大動脈疾患 ……………………………………… 43
9 深部静脈血栓症・肺血栓塞栓症 …… 47
10 先天性心疾患 …………………………………… 49
11 心タンポナーデ ………………………………… 52
12 ショック ………………………………………… 54

CHAPTER 3 検査

1. 血液検査 ······ 55
2. 血液ガス分析 ······ 56
3. 心電図 ······ 57
4. 胸部X線 ······ 63
5. 心エコー ······ 66
6. ABI ······ 69
7. 心臓CT・MRI ······ 71
8. 心臓核医学検査 ······ 73
9. 心臓カテーテル検査（CAG・LVG）······ 76
10. 心臓電気生理学的検査（EPS）······ 79
11. スワン・ガンツカテーテル ······ 81

CHAPTER 4 治療法とケア

1. 大動脈内バルーンパンピング（IABP）······ 83
2. 経皮的心肺補助装置（PCPS）······ 86
3. 人工呼吸器 ······ 88
4. 電気的除細動 ······ 91
5. 心肺蘇生 ······ 93
6. 経皮的冠動脈インターベンション（PCI）······ 95
7. 経皮的血管形成術（PTA）······ 98
8. カテーテルアブレーション ······ 100
9. 植込み型ペースメーカ ······ 103
10. 植込み型除細動器（ICD）······ 105

CHAPTER 5 薬剤

1. Ca 拮抗薬 ……………………………… 107
2. ACE 阻害薬・ARB ……………………… 111
3. β・α遮断薬 ……………………………… 114
4. 利尿薬 …………………………………… 116
5. 抗不整脈薬 ……………………………… 118
6. 抗血小板薬 ……………………………… 120
7. 抗凝固薬・血栓溶解薬 ………………… 122
8. 強心薬・昇圧薬 ………………………… 124
9. 脂質異常症治療薬 ……………………… 127

CHAPTER 6 略語一覧 …………………………… 130

引用・参考文献 …………………………… 133

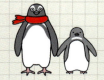

編集・執筆者一覧

[編集]

東邦大学大学院医学系研究科循環器内科学
　教授 池田隆徳

[執筆]

東邦大学大学院医学系研究科循環器内科学
　教授 池田隆徳　**C**1・**C**3-3

東邦大学医療センター大森病院循環器内科
　講師 久武真二　**C**2-5・7・8・**C**5-1・2
　講師 天野英夫　**C**2-3・10・**C**4-6・7
　講師 藤野紀之　**C**2-4・**C**3-10・**C**4-8・**C**5-5
　講師 中西理子　**C**2-11・12・**C**3-4・7・8
　講師 木内俊介　**C**2-2・6・**C**4-3・**C**5-3・4
　助教 鈴木健也　**C**4-4・5・9・10

東邦大学医療センター佐倉病院循環器内科
　講師 清水一寛　**C**2-9・**C**3-1・6・**C**5-6・7
　講師 高橋真生　**C**2-1・**C**3-2・5・**C**5-8・9

東邦大学医療センター大橋病院循環器内科
　講師 飯島雷輔　**C**3-9・11・**C**4-1・2

東邦大学医療センター大森病院3号館4階東病棟
（急性期循環器内科・外科）
　看護師長 藤井弥生　**C**4
　師長補佐 上田直子　**C**4

C…CHAPTER

解剖と生理

1 心臓の構造と血液の流れ

1. 心臓の大きさと位置

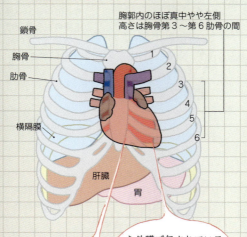

軽くにぎったこぶし大で、重さは約300g弱（大人）。

心外膜で包まれている。心外膜は臓側心膜と壁側心膜から成り、心膜腔(心嚢)を形成する。

心膜腔の中に少量（50mL以下）の心膜（嚢）液があり、心臓の動きが円滑に行われるようになっているよ。

2. 心臓内部の構造

a. 正面から見ると

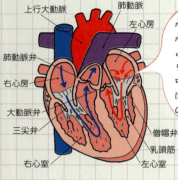

心房は心房中隔、心室は心室中隔によって左右に隔てられている。心房中隔の右心房側には卵円窩(卵円孔の遺残)がある。

b. 背中側から見ると

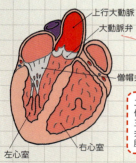

左冠尖、右冠尖、無冠尖から成る。

二尖弁構造(前尖と後尖):僧帽弁
三尖弁構造(3枚の半月弁):三尖弁、大動脈弁、肺動脈弁

心房と心室の間には房室弁(僧帽弁と三尖弁)があり、それぞれの弁は、腱索で乳頭筋にくっついていて、その動きによって開閉しているよ。

2 心臓の生理機能

心臓は1分間に50～100回、1日に約100,000回拍動しているよ。

1回の拍出量は50～100mL。
心拍出量（1分間の拍出量）は約5L/min、心係数（体表面積あたりの心拍出量）は約3L/min/m²（ヒトの体表面積1.6～1.8m²）。

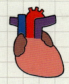

- 冠動脈は心筋に絶えずエネルギーを供給しており、1分間の冠血流量としては250mL/min（心拍出量の約5％）。冠動脈の血液はおもに拡張期に流れる。
- 心筋のおもなエネルギーは酸素。心筋酸素消費量は体全体の酸素消費量の約10％を占める。冠血流量と比べて酸素消費量が多い。

心臓の仕事量を反映

心筋酸素消費量 ＝ ── double product ──
　　　　　　　　　①心拍数 × ②（収縮期）血圧

心臓は自律神経（交感神経、副交感〔迷走〕神経）の支配を強く受ける。

エキサイト　　　　　　　　　　　　リラックス

交感神経
緊張（興奮）
心拍数 ↑
心収縮力 ↑

自律神経
通常、日中は交感神経、夜間は迷走神経が優位となる。

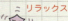
副交感神経
緊張（興奮）
心拍数 ↓
心収縮力 ↓

1 解剖と生理 ／ 2 心臓の生理機能

11

3 刺激伝導系

心臓内には電気的興奮(刺激)がスムーズに流れる仕組みがあって、この仕組みのことを刺激伝導系とよぶよ。

洞結節でおきた刺激は、左右の心房筋を伝わって房室結節へ入り、ヒス(His)束、右脚・左脚(前枝・後枝)、プルキンエ(Purkinje)線維を介して左右の心室筋へ規則正しく伝えられる。

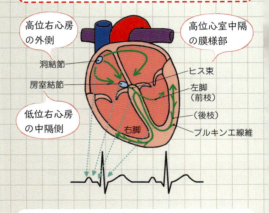

〔心房〕　　　　　〔房室接合部〕
洞結節 →心房筋→ 房室結節
　　　　　　　　　ヒス束
　　　　　　　→ 右脚・左脚→プルキンエ線維→心室筋
　　　　　　　　　(前枝・後枝)　　　　　　〔心室〕

洞結節は右冠動脈(55％)と左冠動脈(45％)の両方の灌流を受ける。房室結節はほぼ右冠動脈(90％以上)からの灌流を受ける。

4 冠(状)血管の走行

心臓は、左右の冠(状)動脈によって栄養されているよ。

1. 心臓を右前斜位からみた像：おもな冠動脈

冠動脈は、心臓に近い上行大動脈のバルサルバ洞から分岐する。

①と②に分かれている。

- バルサルバ洞
- 左冠動脈（主幹部）
- 右冠動脈
  - 左心室下壁
  - 右心室
  - 房室接合部（右心房）
- ①左冠動脈前下行枝
  - 左心室前壁
  - 心室中隔
  - 心尖部
- ②左冠動脈回旋枝
  - 左心室側壁（左心房）
- 右室枝
- 房室結節枝
- 後下行枝
- 中隔枝
- 対角枝

2. 心臓を背(後)面からみた像：おもな冠静脈の走行

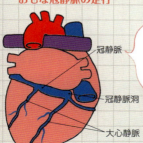

- 冠静脈
- 冠静脈洞
- 大心静脈

心臓の静脈血は大心静脈を介して（右心房の下方後壁側にある）冠静脈洞に流入する。

1 解剖と生理 ／ 4 冠(状)血管の走行

5 体循環と肺循環

血液が心臓(左心室)を出て全身の臓器や組織に行きわたり、毛細血管を経て再び心臓(右心房)に戻ってくる循環のことを体循環、血液が心臓(右心室)を出て肺を通り再び心臓(左心房)に戻る循環を肺循環というよ。

動脈を静脈血が、静脈を動脈血が流れる。

肺循環
肺動脈の中を静脈血が流れ、肺で二酸化炭素と酸素の交換が行われることにより動脈血となり、肺静脈を通って心臓へ戻る。

体循環
動脈には酸素に富んだ動脈血が流れ、静脈には二酸化炭素などの不要物を含んだ静脈血が流れている。

全身の臓器・組織(毛細血管)

6 全身の血管

1. 動脈側のおもな血管

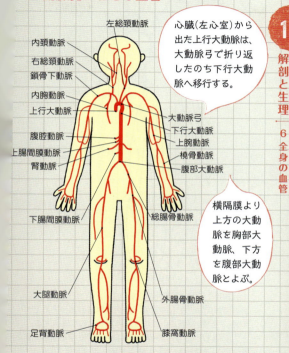

心臓（左心室）から出た上行大動脈は、大動脈弓で折り返したのち下行大動脈へ移行する。

横隔膜より上方の大動脈を胸部大動脈、下方を腹部大動脈とよぶ。

- 大動脈弓からは右腕頭動脈と、左総頚動脈および左鎖骨下動脈（直接分岐）が分岐する。右腕頭動脈から右総頚動脈と右鎖骨下動脈が分岐する。
- 腹部大動脈は左右の総腸骨動脈→外腸骨動脈→大腿動脈へと分岐する。

2. 静脈側のおもな血管

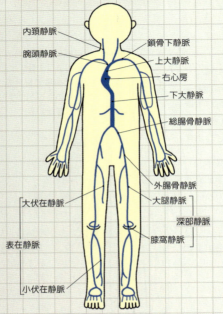

- 上大静脈と下大静脈から心臓（右心房）に流入する。
- 上大静脈には、左右の鎖骨下静脈と総頚静脈がそれぞれ無名（左腕頭）静脈または右腕頭静脈を介して流入する。
- 下大静脈と平行して奇静脈（脊椎右側）と半奇静脈（脊椎左側）が走行し、上大静脈に流入する。

鎖骨下動脈から分岐する左右の内胸動脈と大腿部の左右の大伏在静脈は、冠動脈バイパス手術のグラフト血管として利用されるよ。

2 疾患と病態

1 高血圧

血圧が高い状態が続くと、動脈硬化を引き起こすよ。高血圧は、脳卒中、心臓病、腎臓病のリスクなんだ。

1. 分類

```
              高血圧
       ┌───────┴───────┐
  原因がわからない      原因がわかる
   本態性高血圧         二次性高血圧
```

本態性高血圧：患者の約90%を占める。

二次性高血圧：
・重症高血圧
・治療抵抗性高血圧
・急激な高血圧の発症
・若年発症の高血圧 など

2. 病態

血圧が上昇する原因は、さまざま考えられる。

a. 本態性高血圧の原因
・塩分のとりすぎ　・加齢　・糖尿病
・脂質異常症 など

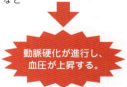

動脈硬化が進行し、血圧が上昇する。

そのほかに、ストレス、過労、運動不足、肥満、遺伝的要因があることが明らかになっている。

17

b. 二次性高血圧の原因

- 睡眠時無呼吸
- 薬剤性
- 腎臓病
- ホルモン異常 など

原因となる病気を治すと高血圧も改善する。

◆動脈硬化の進展機構

血管壁の硬さの評価：FMD、PWV、CAVI

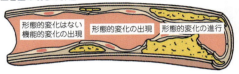

形態的変化はない 機能的変化の出現 ｜ 形態的変化の出現 ｜ 形態的変化の進行

3. 症状・身体所見

一過性の場合、自覚症状が現れることはほとんどないから、高血圧はサイレントキラーともよばれるよ。

- 血圧が高い状態が続くと、動脈硬化の症状が現れる。
- 心臓病や腎臓病、眼底血管からの出血により、高血圧に気付く場合もある。

POINT ★

高血圧は動脈瘤の原因となる

- 動脈瘤は、胸や腹部、下肢の血管の一部が膨らむ状態で、高血圧により破裂することがある。発症すると、強い胸痛、めまい、吐き気などの症状が現れる。
- 脳の血管で動脈瘤の破裂が起こった状態がくも膜下出血で、激しい頭痛、めまい、嘔吐、手足などのしびれといった症状が現れる。

4. 検査手順

初診時

　診察室での血圧が高くても、すぐに薬剤による加療を行うことはせず、家庭血圧の測定を指導する。

病院で緊張して血圧が上がる白衣高血圧や、自宅での血圧が高い仮面高血圧の有無を確認する。

【高血圧基準値】
診察室血圧：140/90mmHg 以上
家庭血圧：135/85mmHg 以上
24時間自由行動下血圧：130/80mmHg 以上
↓
　二次性高血圧を除外しながら、臓器障害の把握と心血管病の危険因子を診断して評価する。

5. 治療方法

　血圧の値だけでなく、臓器障害やほかのリスク因子との重なりを評価し、治療方法を選択する。

非薬物療法 　運動や食事などの生活習慣を修正する

薬物療法 　　降圧薬によって血圧を下げる

生活習慣の修正では血圧が下がらない、あるいはリスクが高い場合は薬物療法が選択されるが、非薬物療法を併用することが大切。

a. 非薬物療法

　生活習慣の複合的な修正はより効果的である。

2 疾患と病態 ― 1 高血圧

19

生活習慣修正の指導内容

1 減塩	6 g /day 未満。うどんやラーメンの汁は飲まない、濃い味付けに注意するなど
2a 野菜・果物	野菜、果物の十分な摂取
2b 脂質	コレステロールや飽和脂肪酸の摂取を避ける。魚（魚油）を積極的に摂取する
3 減量	体格指数（BMI:体重（kg）÷［身長（m）]^2）で 25 未満
4 運動	心血管病がない高血圧患者を対象に、定期的に（毎日 30 分以上を目標）運動を行う
5 節酒	エタノール換算 男性：20 ～ 30mL/day 以下 女性：10 ～ 20mL/day 以下
6 禁煙	受動喫煙の防止も含む

※腎障害患者では、野菜・果物の摂取は高カリウム血症の誘因となる可能性がある。

※糖尿病患者では、果物の過剰摂取は糖質過剰になり、糖尿病悪化の可能性がある。

◆ 1 塩分制限

・塩分の摂取量┬多い　　血圧が上昇
　　　　　　　└少ない　血圧が下がる

推奨 1 日
6g 未満。

栄養成分表示は食塩ではなくナトリウム（Na）表示されており、単位が「g」の場合、2.5 倍すると食塩量に換算できる。

◆ 2a カリウムの摂取

・カリウム（K）は魚、牛乳、果物類、豆類、野菜類などに含まれる。

・カリウム摂取により、体内の余分な塩分（ナトリウム）を体外に排泄することで血圧は低下する（腎障害患者はカリウムの摂取制限がある）。

◆ 3 体重・体形の管理

・肥満（内臓肥満）は高血圧だけでなく、脂質異常症や糖尿病などのリスクを増加させる。

・食事制限と運動によるダイエットにより、血圧は低下する。

管理目標	BMI：25 未満
	内臓肥満：腹囲…男性 85cm未満、女性 90 cm未満

◆ 4 運動（有酸素運動）

・運動により、体内のホルモンや血液の量、交感神経系のはたらきなどが安定するため、血圧が低下する。
・心不全患者は適切な運動処方が推奨される。慢性腎臓病患者は運動制限が必要となる場合がある。

好ましい運動
・散歩　・ジョギング　・サイクリング ・水泳　・テニス　　・ラジオ体操 など

息が切れない程度の有酸素運動。

◆ 5 節酒

・アルコールの習慣的な過剰摂取により、血圧は上昇する。

適量の目安
・ビール：中びん１本　・ワイン：グラス２杯弱 ・焼酎：半合弱　・日本酒：１合 ・ウイスキーおよびブランデー：ダブル１杯 程度

◆ 6 禁煙

・タバコは交感神経系を興奮させ、血圧は一過性に上昇する。
・脳卒中や狭心症、心筋梗塞発症の最大の危険因子でもある。

◆その他（ストレス）

・心理的重圧や精神的動揺、過度の肉体的負担など、急性のストレスにより血圧は上昇する。
・日常生活のなかで、気持ちの切り替え方や、ストレス解消法を工夫する。

2
疾患と病態
1 高血圧

b. 薬物療法

降圧薬の種類と降圧作用

種　類	作　用	おもな副作用
①カルシウム（Ca）拮抗薬	細胞外 Ca イオンの細胞内流入を阻害して血管を拡張する	浮腫
②アンジオテンシン（ACE）変換酵素阻害薬	血管を収縮させる物質であるアンジオテンシン II をつくる酵素のはたらきを阻害して、血管を拡張する	空咳、高カリウム血症
③アンジオテンシン II 受容体拮抗薬（ARB）	血管を収縮させるアンジオテンシン II が受容体に結合するのを阻害して、血管を拡張する	高カリウム血症
④アドレナリンβ受容体遮断薬（α・β遮断薬を含む）	心拍出量を減らす（一部の薬剤には血管平滑筋弛緩作用がある）	気管支喘息悪化、徐脈によるめまい、糖尿病、脂質異常症悪化
⑤利尿薬	塩分や水分の尿中排泄を促進する	高尿酸血症、腎障害、糖尿病、脂質異常症悪化

・最初に用いられる降圧薬は、おもに①〜④が推奨される。
・臓器障害や危険因子の有無をみて適する降圧薬を選択し、降圧目標値を目指す。
・単剤で降圧目標を達成することができない場合には併用を試みる。
・出血や腎障害などのリスクがなく病態が安定している場合には、少量（常用量の 2 分の 1）から投与し、同時に低血圧などの症状について説明する。

POINT ★

・高血圧患者の心血管病発症リスクを評価し、診察室血圧および家庭血圧の降圧目標値を患者に具体的に説明して理解を得る。
・降圧薬の服用により、低血圧の症状を呈することがある。いつもと違う感覚がある場合には、必ず主治医に相談するよう指導する。

2 心不全

心臓機能障害により心ポンプ機能の代償機転が破綻した結果、呼吸困難や倦怠感、浮腫が出現するとともに運動耐容能が低下する症候群を心不全とよぶよ。

1. 心ポンプ機能低下によるうっ血の発生

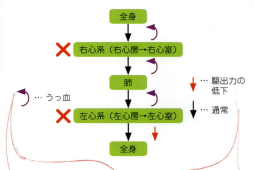

心ポンプ機能低下や圧の上昇から左心系や右心系の前方の組織には血液うっ滞が出現し、下記のような症状が現れる。
左心不全：肺うっ血と呼吸困難など
右心不全：頸静脈怒張や下肢浮腫など

左心室からの駆出力低下により、主要臓器への灌流不全が起こり、血圧低下や四肢冷感などが出現する（左心不全）。

2. 左室駆出率（LVEF）による分類

定義	LVEF	状態
heart failure with reduced ejection fraction（HFrEF）	40%未満	収縮不全が主体 代表例：虚血性心不全
heart failure with preserved ejection fraction（HFpEF）	50%以上	拡張不全が主体 代表例：高血圧性心不全
heart failure with mid-range reduced ejection fraction（HFmrEF）	40%以上 50%未満	
heart failure with recovered ejection fraction（HFrecEF）	40%以上	治療経過でLVEFが40%以上に改善

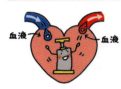

- 左心室のポンプ機能には、拡張能と収縮能がある。拡張能とは左心室が左心房から血液を受け取ることで、収縮能とは受け取った血液を送り出すこと。
- 拡張不全では左心房から左心室への流入が追いつかず、左房圧の上昇から左心不全を呈する。

心機能低下のおもな原因疾患	慢性心不全増悪のおもな原因
・虚血性心疾患 ・高血圧性心疾患 ・弁膜症性心疾患 ・心筋疾患 ・心膜疾患 ・先天性心疾患 ・不整脈疾患	・食塩過剰摂取 ・水分過剰摂取 ・感染症 ・新規発症の虚血もしくは不整脈 ・過労

POINT

心不全では、心機能低下の原因疾患と増悪の原因について考える必要がある。

3. 急性心不全の分類と治療方針

a. フォレスター（Forrester）分類 ➡ p.82

b. Nohria-Stevenson 分類

低灌流所見の有無		dry	wet
warm		A 経口心不全薬の調整	B 血管拡張薬±利尿薬
cold		L 輸液 循環不全が遷延すれば強心薬	C 血管拡張薬±強心薬 利尿薬、補助循環も検討

うっ血所見の有無

c. クリニカルシナリオ（CS）分類（一部）

収縮期血圧 (mmHg)
- 140 — CS1：血管拡張薬±利尿薬
- 100 — CS2：利尿薬＋血管拡張薬
- 90 — CS3：容量負荷 or 強心薬 or 血管収縮薬
- 心原性ショック薬物治療＋補助循環

4. 慢性心不全の治療方針

- HFrEF に対してはうっ血解除に基づく利尿薬投与に加えて、β遮断薬およびレニン・アンジオテンシン系阻害薬投与による心保護効果が示されている。ジギタリス製剤、アミオダロンや経口強心薬が有効な場合もある。
- HFpEF に対しては、うっ血解除に基づく利尿薬投与のみが有効であり、心保護効果が示された薬剤はない。

とくに高齢者では、併存症も含めた包括的な管理が必要だよ。

3 狭心症・急性心筋梗塞

1. 狭心症

冠動脈の血管に汚れ（プラーク）がたまり、75％以上狭くなって心筋血流が低下する疾患をいうよ。

a. 病態

アテローム硬化（粥腫）

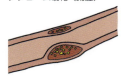

高齢者、糖尿病合併者、心筋梗塞の既往のある患者は症状がないこともある（無症候性心筋虚血）。

b. 症状

部位	特徴
正中部、胸骨裏面	動いたとき（労作時）に圧迫されるような痛みが数分続く
上腕、首、のど	約半数に放散痛を認める ・労作や精神的ストレス、寒冷などにより誘発される ・速効性硝酸薬の使用により1〜2分で消失する

c. 検査

・心臓に負担をかける運動負荷心電図〈p.61 参照〉（トレッドミル負荷試験、負荷心筋シンチグラフィ）を行う。
・冠動脈CT、冠動脈造影で直接冠動脈を確認する。

狭心症患者の50％以上は正常心電図所見のため。

d. 治療法

◆薬物療法

β遮断薬、抗血小板薬、スタチン（HMG-CoA 還元酵素阻害薬）を使用する。高血圧、糖尿病、脂質異常症などがあれば内服加療する。

◆有意狭窄（75% 以上の狭窄）があり、心筋虚血を認めた場合

冠血行再建術（経皮的冠動脈インターベンション〈PCI、p.95 参照〉、または冠動脈バイパス術〈CABG〉）を行う。

2. 急性心筋梗塞

冠動脈がプラークや血栓などで完全に詰まり、心筋が死んでしまう疾患をいうよ。

a. 病態

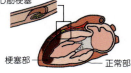

命にかかわる可能性が高い（死亡率約6〜8%と高率）。

部分的に心筋が動かなくなる

⬇

パワー不足で心機能が低下（心原性ショックや心不全）、危険な不整脈が出現

⬇

すぐにカテーテルを使い、血管を広げる必要がある（PCI）

b. 症状

・突然の前胸部痛が 30 分以上持続する。　　　　　背中、左肩に放散することがある。

・50% に前駆症状があるが、ほかは突然発症する。

・呼吸困難、消化器症状（悪心・嘔吐）を認めることがある。

c. 検査

心電図で ST 上昇を、採血で心筋逸脱酵素（CPK、CPK-MB、トロポニンなど）の上昇を確認する。

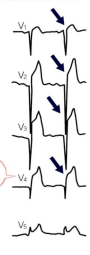

左前下行枝近位部心筋梗塞の急性期心電図

$V_1 \sim V_4$ で上方凸の ST 上昇を認める。

d. 治療

患者の到着 10 分以内に行う。
- バイタルサインのチェック
- 連続心電図モニター
- 病歴聴取
- 12 誘導心電図
- 臨床検査

> 早期診断、早期治療が重要。採血結果を待つことなく診断し、初期治療を行い、再灌流療法を考慮する。基本的に、再灌流が早い PCI を選択する。

e. 合併症

- 致死性不整脈：心室細動、心室頻拍
- 心ポンプ失調：心不全、心原性ショック
- 心破裂、心室中隔穿孔　など

4 不整脈

不整脈は、洞調律(正常)以外の調律と定義されているよ。刺激伝導系になんらかの異常が現れて、電気が規則正しく流れないんだ。

1. 分類

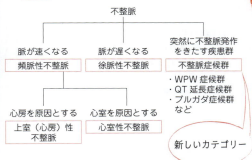

- 脈が速くなる → 頻脈性不整脈
  - 心房を原因とする → 上室(心房)性不整脈
  - 心室を原因とする → 心室性不整脈
- 脈が遅くなる → 徐脈性不整脈
- 突然に不整脈発作をきたす疾患群 → 不整脈症候群(新しいカテゴリー)
  - WPW症候群
  - QT延長症候群
  - ブルガダ症候群
  など

2. 代表的な症状・身体所見

- 動悸(脈が飛んだり抜けたりするような感覚、ドクンという強い脈を感じる)
- 冷や汗
- めまい、ふらつき、失神
- 息切れ、持久力の低下
- 意識が遠のく

- 感じ方には個人差があり、無症状のこともある。多くは就寝前の安静時に、仰臥位や左側臥位になると、心臓の拍動を感じることがある。
- 不整脈による症状と重症度の関連性は低い。

3. 検査の手順

① 12誘導心電図
　もっとも有効な検査。
② ①で診断がつかない場合
　症状の有無、症状が現れる時間帯や労作により

　　↓

- ホルター（24時間）心電図
- 運動負荷心電図

②でも診断がつかない場合、2週間連続で記録できるイベント心電図、個人で所有できる携帯型心電計といった機器もある。

補助的に、不整脈の原因となる疾患の有無や重症度をみるために、血液検査、胸部X線、心エコー検査を行う。

4. 治療法

徐脈性不整脈
- ペースメーカ

頻脈性不整脈（上室／心室）
- 薬物療法　・カテーテルアブレーション
- 迷走神経刺激　・メイズ手術　・電気的除細動

不整脈症候群（WPW症候群、QT延長症候群、ブルガダ症候群）
- 薬物療法　・カテーテルアブレーション
- ペースメーカ　・植込み型除細動器（ICD）

◆不整脈のアルゴリズム

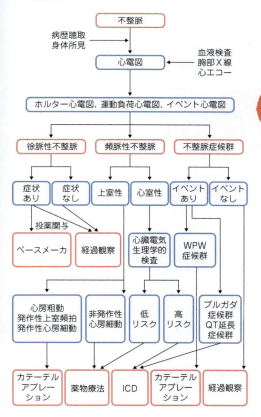

5 弁膜症

1. 疾患の特徴
◆心臓弁の開閉（断面）

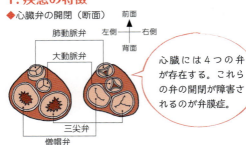

心臓には4つの弁が存在する。これらの弁の開閉が障害されるのが弁膜症。

2. 分類

a. 大動脈弁狭窄症

◆病態

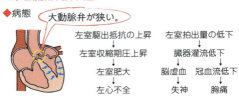

◆症状・身体所見

左心不全症状	起座呼吸、労作時呼吸困難など
臓器灌流低下症状	失神、胸痛など
胸部聴診にて胸骨右縁第2肋間で駆出性収縮期雑音	両側頸部へ放散する

◆検査所見

心電図	左室肥大所見（圧負荷所見）
心エコー	大動脈弁口面積の縮小、左室・大動脈間の圧較差の上昇、左室肥大

◆治療法

外科的大動脈弁置換術。最近では、耐術能の低い患者には経カテーテル大動脈弁留置術（TAVI）も可能になってきた。

b. 大動脈弁閉鎖不全症

◆病態

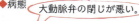
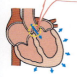

左室への容量負荷上昇 → 左室の拡張あるいは肥大 → 左心不全

大動脈拡張期圧の低下 → 冠血流の低下

◆症状・身体所見

左心不全症状	起座呼吸、労作時呼吸困難など
胸部聴診にて胸骨左縁第3肋間で拡張期逆流性雑音	
拡張期血圧の低下	

◆検査所見

心電図	左室容量負荷所見
心エコー	大動脈弁を介した左室への血流の逆流、左室径の拡大
大動脈造影	左室への造影剤の逆流の程度をみる

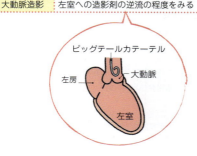

2 疾患と病態 ／ 5 弁膜症

セラーズ逆流度分類（大動脈弁）

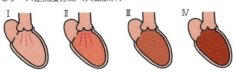

Ⅰ：左室内へ逆流のジェットがみられる。
Ⅱ：逆流のジェットと左室全体が淡く造影される。
Ⅲ：逆流のジェットは消失、左室全体が濃く造影。
Ⅳ：左室が大動脈より濃く造影される。

◆治療法
　軽症例では、保存的内科治療。重症例では、外科的大動脈弁置換術あるいは弁形成術。

c. 僧帽弁狭窄症

◆病態　僧帽弁が狭い。

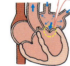

左房圧の上昇
↓
左房拡大、心房細動
↓
左心不全
↓
肺うっ血、全身性塞栓

左室拍出量の低下
↓
臓器灌流低下

◆症状・身体所見

左心不全症状	起座呼吸、労作時呼吸困難など
臓器灌流低下症状	労作時の倦怠感など
胸部聴診にて心尖部でⅠ音の亢進	

◆検査所見

心電図	左房負荷所見あるいは心房細動
心エコー	僧帽弁口面積の縮小、左房径の拡大

◆治療法
　軽症例では、保存的内科治療。心房細動合併例にはビタミンK拮抗薬（ワルファリン）投与が必要。重症例では、外科的僧帽弁置換術あるいは弁形成術。

d. 僧帽弁閉鎖不全症
◆病態

僧帽弁の閉じが悪い。

左房への容量負荷上昇 ← 左室への容量負荷上昇
↓
左心不全
↓
肺うっ血
↓
右心不全

◆症状・身体所見

左心不全症状	起座呼吸、労作時呼吸困難など
右心不全症状	全身の浮腫、内頸静脈怒張など
胸部聴診にて心尖部で全収縮期雑音を聴取	

◆検査所見

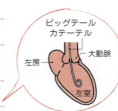

心電図	左房負荷所見あるいは心房細動
心エコー	僧帽弁を介した左房への血流の逆流、左房径の拡大
左室造影	左室への造影剤の逆流の程度をみる

ピッグテールカテーテル
大動脈
左房
左室

セラーズ逆流度分類（僧帽弁）

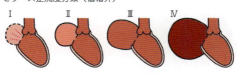

Ⅰ　Ⅱ　Ⅲ　Ⅳ

Ⅰ：左房へのジェット流を認めるが、左房全体に及ばない。
Ⅱ：左房全体は造影されるが、左室より淡い。
Ⅲ：左房の拡大を認める。左房と左室が同濃度。
Ⅳ：左房の拡大を認める。左房が左室や大動脈よりも濃い。

◆治療法
　軽症例では、保存的内科治療。重症例では、外科的僧帽弁置換術あるいは弁形成術。

e. 肺動脈弁閉鎖不全症

◆病態

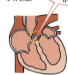

肺動脈弁がきちんと閉じない。

右室への容量負荷上昇
↓
右室の拡大
↓
三尖弁閉鎖不全

◆症状・身体所見

右心不全症状	全身の浮腫、内頸静脈怒張など
胸部聴診にて拡張期雑音を聴取	

◆検査所見

心電図	右心負荷所見
心エコー	肺動脈弁を介した右室への血流の逆流、右室径の拡大

◆治療法

肺動脈弁閉鎖不全症のおもな原因は肺高血圧症で、その治療が主体となる。

f. 三尖弁狭窄症

◆病態

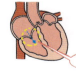

右房への圧負荷上昇
↓
右房の拡大
↓
右心不全

頸静脈怒張や下肢浮腫など。

三尖弁が狭い。

◆症状・身体所見

右心不全症状	全身の浮腫、内頸静脈怒張など
クスマウル徴候	頸静脈怒張を認めることがあり、吸気時に増強する
胸部聴診では特徴的な所見に乏しい	

◆検査所見

心電図	右房負荷所見
心エコー	右房−右室間の拡張期の圧較差、右房径の拡大

◆治療法

 利尿薬およびミネラルコルチコイド受容体拮抗薬の投与。まれに三尖弁修復術または弁置換術。

g. 三尖弁閉鎖不全症

◆病態

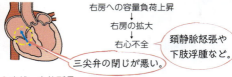

右房への容量負荷上昇
↓
右房の拡大
↓
右心不全

頸静脈怒張や下肢浮腫など。

三尖弁の閉じが悪い。

◆症状・身体所見

右心不全症状	全身の浮腫、内頸静脈怒張など
胸部聴診にてErbの領域（第3肋間胸骨左縁）で全収縮期雑音を聴取	

◆検査所見

心電図	右房負荷所見
心エコー	三尖弁を介した右房への血流の逆流、右房径の拡大、下大静脈径の拡大および呼吸性変動の低下

◆治療法

 三尖弁閉鎖不全症の原因はさまざまで、まずは原因に対する治療を優先する。その治療が無効な場合は、外科的に三尖弁縫縮術を行う。

6 心筋症

1. おもな分類

特発性心筋症	二次性心筋症
拡張型心筋症 肥大型心筋症 拘束型心筋症	心アミロイドーシス 心サルコイドーシス

特発性心筋症は心筋自体に病変がある疾患のこと。二次性心筋症は、全身疾患を背景とした心疾患の総称だよ。

・心エコーで特徴的所見を評価し、必要に応じてカテーテル検査や心筋生検などを行って診断する。
・治療は薬物治療が中心。場合によっては、心筋焼灼術やペースメーカ（心臓再同期療法〈CRT〉、植込み型除細動器〈ICD〉を含む）が必要なこともある。

2. 心エコーにおける特徴的所見

疾患名	特　徴
拡張型心筋症	左室腔の拡大、左室のびまん性収縮低下
肥大型心筋症	左室腔拡大のない心筋の不均等な肥大 非対称性中隔肥大（ASH） 左室流出路狭窄・閉塞例での僧帽弁収縮期前方運動（SAM）
拘束型心筋症	著明な左室拡張障害と左房拡大
心アミロイドーシス	左室肥大と左室拡張障害 左室内の顆粒状の輝度上昇（granular sparkling pattern）
心サルコイドーシス	左室中隔基部の菲薄化

POINT

自覚および他覚所見では、心不全（呼吸困難や下肢浮腫など）と不整脈（とくに致死性心室性不整脈）の発現に注意が必要。

a. 拡張型心筋症

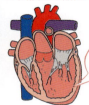

著明な左室腔拡大と左室収縮力の低下が認められる。左室壁厚は維持される。

- 薬物治療は HFrEF に準じて行われる（p.24 参照）。
- 重症例では CRT や ICD を考慮し、心臓移植の適応も検討する。

b. 肥大型心筋症

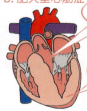

閉塞性では左室流出路で圧較差が認められる。

著明な左室肥大を認めるが、左室収縮力は維持される。ASH や SAM が認められる。

- レニン・アンジオテンシン系阻害薬は有効だが、閉塞性では左室流出路狭窄の増大に注意する。
- β遮断薬や Ca 拮抗薬は閉塞性の左室流出路の圧較差軽減に有効だが、無効な場合には抗不整脈薬（シベンゾリンなど）も有効。

7 心膜心内膜疾患・心臓腫瘍

1. 急性心膜炎

a. 疾患の特徴
なんらかの原因による心膜の急性炎症。

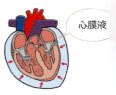

心膜液

b. 分類
特発性、ウイルス性、結核性、膠原病（SLE など）性など。

c. 病態
心膜炎症による心膜液の貯留。まれに心タンポナーデを呈することがある。

d. 症状・身体所見
胸痛。深呼吸や仰臥位により症状が増強し、座位や前屈姿勢で軽減する。

e. 検査所見

胸部聴診	心膜摩擦音を聴取
心電図	aV_R 以外の全誘導で PR 低下、ST 上昇
心エコー	心膜液貯留

f. 治療法
対症療法はイブプロフェン投与。根本療法は基礎疾患の治療。

2. 収縮性心膜炎

a. 疾患の特徴
急性心膜炎後、慢性期の心膜の線維性肥厚。

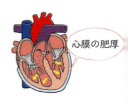

心膜の肥厚

b. 分類
結核性、特発性、ウイルス性。

c. 病態

心膜の肥厚 → 右室拡張末期圧上昇 → 右房拡大 → 右心不全症状

d. 症状・身体所見

右心不全症状	内頚静脈怒張、全身浮腫
クスマウル徴候	吸気により内頚静脈怒張が顕著となる

e. 検査所見

胸部単純X線あるいはCT	心膜の石灰化を認める
心臓カテーテル検査	右室および左室圧曲線でのdip and plateau patternを認める

スワン・ガンツカテーテル圧波形における所見

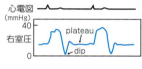

拡張期圧の上昇（収縮期圧の3分の1以上）と拡張早期の下降からの急峻な立ち上がりで拡張期plateauに続く。

f. 治療法

内科的には利尿薬の投与。内科的にコントロール困難な場合は外科的に心膜切除術。

3. 感染性心内膜炎

a. 疾患の特徴

なんらかのジェットにより無菌性疣贅（ゆうぜい）が形成された状態に、菌血症が原因となって感染性疣贅が生じることで発症する。

b. 分類

急性	黄色ブドウ球菌が多い
亜急性	緑色連鎖球菌、腸球菌が多い
慢性	非細菌性

c. 病態

傷害された部位により、弁の閉鎖不全や弁輪破壊を生じる。

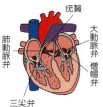

d. 症状・身体所見

感染症状	発熱など
塞栓症状	指尖部のオスラー結節、眼底のロート斑、ばち状指

e. 検査所見

血液培養	起因菌検出
心エコー	疣贅の検出。修正 Duke の診断基準に基づき診断する

f. 治療法

起因菌に対する抗菌薬投与。内科的治療に抵抗性の場合は、外科的に人工弁置換術など。

4. 心臓腫瘍

a. 疾患の特徴

ほとんどが良性腫瘍で、粘液腫（myxoma）が最多。まれに原発性悪性腫瘍も生じる。

b. 分類

良性腫瘍、悪性腫瘍。

c. 粘液腫の病態

d. 症状・身体所見

粘液腫は無症状のことが多い。腫瘍が大きくなると、弁への嵌頓による症状が出現する。

e. 検査所見

心エコーで腫瘍を認める。好発部位は左心房の心房中隔卵円窩。

f. 治療法　　外科的切除術。

8 大動脈疾患

1. 大動脈瘤

a. 疾患の特徴
大動脈の壁の一部が、全周性あるいは局所性に拡大した状態。

b. 分類および病態

◆発生部位による分類

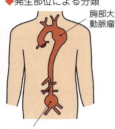

◆形態による分類

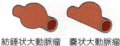

紡錘状大動脈瘤　　嚢状大動脈瘤

◆病理学的分類

真性大動脈瘤　　仮性大動脈瘤　　解離性大動脈瘤（大動脈解離）

c. 症状・身体所見
破裂するまでは無症状のことが多い。破裂すると、突然の激しい胸痛や背部痛・腰痛（破裂した部位の痛み）を自覚する。腹部大動脈瘤では、腹壁から拍動性の腫瘤を触知する。

d. 検査手順
単純および造影 CT が主。

e. 治療法〈未破裂大動脈瘤の外科的手術の適応〉

胸部大動脈瘤	最大短径が 60mm 以上
腹部大動脈瘤	最大短径が男性 55mm 以上、女性 50mm 以上

破裂動脈瘤は緊急手術の適応となる。外科的手術の適応外のものは、内科的に降圧療法など。

2. 大動脈解離

a. 疾患の特徴

大動脈の壁（内膜・中膜・外膜）の中膜が、内層・外層の2層に剥離して大動脈内に2腔を形成する疾患。

本来の大動脈を真腔、解離して生じた空間を偽腔とよぶ。高齢男性に多く、高血圧、動脈硬化、マルファン症候群の患者にみられる。

b. 分類および病態

◆解離の範囲による分類

解離の範囲				
	Ⅰ型	Ⅱ型	Ⅲ型	
DeBakey分類（内膜亀裂部位と解離腔の進展範囲）	上行大動脈に内膜亀裂、上行から下行まで解離が進展	上行大動脈に内膜亀裂、上行大動脈に解離が限局	下行大動脈に内膜亀裂、下行大動脈に解離が進展	
			Ⅲa型	Ⅲb型
			横隔膜を越えない	横隔膜を越える
Stanford分類（上行大動脈の解離の有無による）	A型		B型	
	上行大動脈に解離がある		上行大動脈に解離がない	

◆偽腔の血流の状態による分類

偽腔開存型	偽腔に血流が存在するもの
偽腔閉塞型	偽腔内に血流が存在しないもの
ULP（ulcer like projection）型	解離の入口部にのみ限局した偽腔内血流を認めるもの

c. 症状・身体所見

解離自体による症状	突然の激しい胸背部痛
解離の合併症による症状	出血性ショック、心タンポナーデ、各臓器の虚血症状

　解離の部位によっては、上肢および下肢の血圧に左右差が出現。

d. 検査手順

　単純および造影 CT、エコーで診断する。

e. 治療法

Stanford A	緊急外科的手術。偽腔閉塞型は内科的治療になる場合もある
Stanford B	内科的に厳格な降圧療法や疼痛に関する鎮痛

　Stanford B でも主要臓器の虚血症状がある場合には、外科的手術を考慮する。

3. 高安動脈炎（大動脈炎症候群）

a. 疾患の特徴

　大動脈とその主要分岐動脈に非特異的な炎症をきたす。20 歳代の女性に多くみられる。

病因は不明。自己免疫学的な機序が考えられている。

b. 分類および病態

分類	Ⅰ型	Ⅱa型	Ⅱb型
病変部位			
特徴	おもに頚部動脈分枝に病変	Ⅰ型＋上行大動脈に病変	Ⅰ型＋上行および下行大動脈に病変

2

疾患と病態

8 大動脈疾患

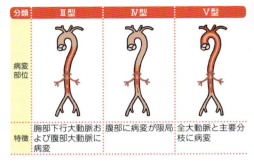

分類	Ⅲ型	Ⅳ型	Ⅴ型
病変部位			
特徴	胸部下行大動脈および腹部大動脈に病変	腹部に病変が限局	全大動脈と主要分枝に病変

c. 症状・身体所見

血管の狭窄・閉塞に基づく症状	脈拍不触知、血圧の左右差、上肢の冷感、めまい、頭痛、失神発作、動悸、高血圧、視力障害など
動脈の炎症による症状	発熱、全身倦怠感、易疲労感、頸部痛、背部痛、腰痛など
診察所見	血管狭窄による血管雑音を聴取

d. 検査所見

血液検査で赤沈亢進、CRP 上昇、白血球増加、血小板増加を認める。

大動脈造影（CT、MRI）が診断および治療方針の決定に重要。

e. 治療法

ステロイド投与が第 1 選択。

9 深部静脈血栓症・肺血栓塞栓症

呼吸苦や胸の違和感が現れるから、サチュレーションモニターでチェックしてね。ふだんから検温時に計測しておくと、変化がわかるよ！ 誤嚥、心不全、肺炎以外に、鑑別疾患として忘れずにね！

1. 病態

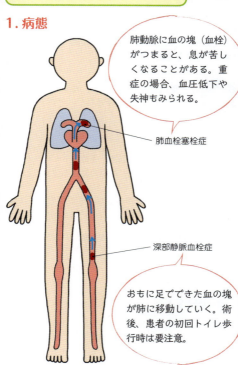

肺動脈に血の塊（血栓）がつまると、息が苦しくなることがある。重症の場合、血圧低下や失神もみられる。

― 肺血栓塞栓症

― 深部静脈血栓症

おもに足でできた血の塊が肺に移動していく。術後、患者の初回トイレ歩行時は要注意。

2. 原因

> **Virchow(ウィルヒョウ)の3徴** —血栓形成の概念(1856年)—
> ・血流の停滞　・血液凝固能の亢進　・血管壁の損傷

①血流の停滞
　長期臥床、肥満、妊娠、全身麻酔、下肢麻痺、下肢ギプス包帯固定など。
②血管壁の損傷
　手術、外傷、骨折、カテーテル治療など。
③血液凝固能の亢進
　悪性疾患、妊娠、脱水、炎症性腸疾患、感染症、血栓性素因、経口避妊薬の服用など。

現代の医療環境でも、たくさんの入院患者さんに該当するね!

3. 予防・改善法

- 周術期の血栓予防(抗凝固薬、弾性ストッキング、間欠的空気圧迫法)のほか、早期の離床を促すことも重要。
- ベッド上で足首の曲げ伸ばしができる状態であれば、ふくらはぎの筋肉が収縮することで血流が改善する。

片方の足が腫れ上がる場合は深部静脈血栓症が疑われるため、医師に報告する。鑑別疾患では、感染症の蜂窩織炎を考慮する。

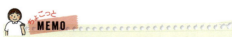

ちょこっとMEMO

エコノミークラス症候群としても知られる疾患。患者や家族にも予防・改善法を指導することが必要。

10 先天性心疾患

> 生まれつき心臓の形と機能に異常のあるものを先天性心疾患というよ。代表的なものとして、心房中隔欠損、心室中隔欠損があるよ。

1. 心房中隔欠損（ASD）

a. 病態

- 先天的に心房中隔に欠損孔が存在する疾患。欠損孔を通して、おもに左心房から右心房へ動脈血の一部が流入する（短絡）。
- 40歳以上の先天性心疾患の35〜40％を占め、約2:1で女性に多い。

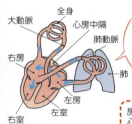

左－右短絡をきたし、右心容量負荷を引き起こす。肺高血圧が進行すると、右－左短絡をきたす。

房室の拡大により心房細動、心房粗動などの不整脈を認める。

b. 症状・身体所見

成人期まで	ほとんど無症状に経過する
成人期以降	息切れ、動悸、易疲労感、心房細動などの不整脈が多く出現する

c. 検査

心エコーで欠損孔、左房―右房間の短絡、右室負荷、肺高血圧、肺体血流比（Qp/Qs）を確認する。

> Qp/Qs：心臓カテーテル検査で測定するが、心エコーでは簡易的に、右室流出路と左室流出路の血流速度波形とそれぞれの流出路径から計測する。

d. 治療法

ASD 閉鎖術の適応：右房・右室拡大を認めるような有意な左―右短絡（目安として Qp/Qs > 1.5）があり、肺血管抵抗値 < 5Wood 単位の症例。

↓

欠損孔のパッチ閉鎖術、または経皮的心房中隔閉鎖術（Amplatzer septal occluder：ASO）

> ASO：カテーテルによる心房中隔閉鎖術で、低侵襲で治療が可能。
> 適応：38mm 未満の二次孔欠損型（心房中隔中央の卵円窩に欠損孔が存在）。前縁以外の周囲縁が 5mm 以上ある症例では、第 1 選択となっている。

ASO の実際

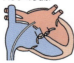

①欠損孔を通してカテーテルを左房に挿入。　②デバイスを持ち込む。　③デバイスを欠損孔にはめ込み、閉鎖する。

ちょこっとMEMO

> 小欠損孔は自然閉鎖率が高いが、診断時に 10 mm 以上の欠損孔をもつ症例では、ほとんど自然閉鎖しない。

2. 心室中隔欠損（VSD）

a. 病態

- 心室中隔に欠損孔が存在する疾患。欠損孔を通して、おもに左心室から右心室へ動脈血の一部が流入する（短絡）。
- 先天性心疾患でもっとも発生頻度が高い（約30％）。

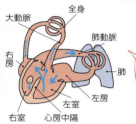

短絡が多いと肺血流量が増加して、肺高血圧、左房・左室容量負荷を呈する。

感染性心内膜炎の合併、また欠損孔の位置により大動脈弁逸脱や大動脈弁逆流、バルサルバ洞動脈瘤破裂などをきたす。

b. 症状・身体所見

小欠損の場合は自覚症状がなく、大欠損の場合は息切れなどの心不全症状をきたす。身体所見では汎収縮期雑音を呈する。

c. 検査

心エコーで欠損孔の場所、大きさ、右心負荷、大動脈閉鎖不全などを確認する。

d. 治療法

小・中欠損	自然閉鎖が70％程度にみられる → 経過観察
短絡が多く、心負荷が高度	欠損孔のパッチ閉鎖術 〈手術適応〉 ① Qp/Qs 高度（≧1.5）かつ左室拡大を認める ② 大動脈弁逸脱と大動脈弁閉鎖不全症をともなう ③ 圧較差 50 mmHg 以上の右室流出路狭窄を認める ④ 再発性感染症心内膜炎を認める

11 心タンポナーデ

心タンポナーデとは、心膜腔内に心膜液や血液などが貯留することで、心拍出量が低下した状態をいうよ。

1. おもな原因

悪性腫瘍、特発性、尿毒症、急性心膜炎、出血（心破裂、外傷、大動脈解離）など。

2. 症状（Beckの三徴）

①頸静脈怒張 ②微弱心音 ③低血圧

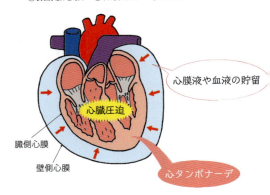

POINT

奇脈（吸気時に10mmHg以上の血圧低下）も心タンポナーデの重要な所見。

3. 検査方法

心膜液貯留を確認するもっとも有効な検査方法は<u>心エコー検査</u>。エコーフリースペース（心膜腔内の心膜液貯留）、右心系の虚脱、心室中隔の偏位などが確認できる。

> 短軸像および長軸断層像で、左室側に有意にエコーフリースペースを認める。長軸断層像では、右室全面にも少量のエコーフリースペースが確認できる。

短軸像

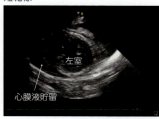

長軸断層像

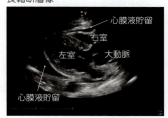

4. 治療

唯一の治療は、<u>心膜腔穿刺</u>による排液。同時に、原疾患への治療を行う必要がある。

12 ショック

循環血液量低下や血圧低下などで末梢組織への循環不全が生じて、重要臓器障害をきたすことを、ショックというよ。生命に危機を及ぼす可能性がとても高くて、すみやかな対処と治療が必要だよ。

1. 症状（5P's） 古くから有名

・顔面蒼白	pallor
・虚脱	prostration
・冷汗	perspiration
・脈拍触知せず	pulseless
・呼吸不全	pulmonary insufficiency

2. 鑑別

近年は循環三要素である循環血液量、血管抵抗、心拍出量のいずれの要素が障害されているかに基づいて、下記の4つの分類が提唱され使用されている。

◆ショックの鑑別

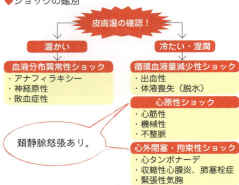

3 検査

1 血液検査

循環器の病態の把握に必要な検査を挙げるね。

トロポニンT：急性心筋梗塞の簡易診断キット
心筋梗塞発症早期（3～6時間後）から2～3週後まで有意の上昇が持続。基準値0.014ng/mL以下。急性心筋梗塞診断のカットオフ値0.100ng/mL。心筋炎、心筋梗塞、腎不全で上昇

BNP：心不全の病態把握
主として心室から分泌され、血管拡張作用、利尿作用をもつ。基準値18.4pg/mL以下。急性心筋梗塞、急性心不全、狭心症、高血圧症、腎不全、弁膜症、慢性心不全で上昇。NT-proBNP：臨床的にはBNPとほぼ同義。基準値125pg/mL以下

Dダイマー：血栓症の病態把握
凝固、線溶状態の異常を鋭敏に反映。基準値1.0μg/mL未満。播種性血管内凝固症候群（DIC）や血栓症で上昇。基準値の場合は、活動性の血栓症を否定できる

PT：ワルファリンの管理
組織トロンボプラスチンによる第VII因子の活性化に始まる外因系の凝固能をみる検査。循環器領域では、ワルファリンの管理の目安に使用。基準値10.5～13.5秒、70～130(%)、INR0.85～1.15

APTT：未分画ヘパリンの管理
異常値の場合は、内因系因子の異常が存在。循環器領域では、未分画ヘパリンの管理の目安に使用。基準値24.3～36.0秒

クレアチニン（Cr）：腎機能の把握
血中Crの測定は、腎での濾過機能の指標となる。基準値は男性：0.61～1.04mg/dL、女性：0.47～0.79mg/dL。腎不全で上昇

HbA1c：糖尿病の病態の把握
赤血球の寿命（120日）の間は消滅しないため、過去1～2カ月間の血糖値を反映。基準値4.6～6.2%

血色素量（Hb）：貧血の把握
高齢者や心不全患者、腎不全患者でも低下。造血能や炎症の影響を受ける。基準値は男性：13.5～17.6g/dL、女性：11.3～15.2g/dL

血清カリウム（K）：電解質の把握
1日の摂取量は約70mEq。不整脈と密接な関係がある。基準値3.6～5.0mEq/L

2 血液ガス分析

血中に溶けている気体（酸素や二酸化炭素など）の量を調べる検査だよ。動脈血を採取して酸素と二酸化炭素の量を調べると、肺が正常に機能しているかどうかがわかるんだ。

1. おもな検査指標

換気の指標としては $PaCO_2$ が、酸素化の指標としては PaO_2 が多く利用される。

項 目	意 味	基準値
pH	酸性・アルカリ（塩基）性の程度	7.35〜7.45
$PaCO_2$	動脈血二酸化炭素分圧	35〜45mmHg
PaO_2	動脈血酸素分圧	75〜100mmHg
HCO_3^-	重炭酸イオン濃度：酸・アルカリ（塩基）平衡の指針	20〜26mmol/L
BE	アルカリ（塩基）の過剰度	−3〜+3mmol/L
SaO_2	動脈血酸素飽和度	>95%

BE：base excess

血液ガス分析でわかることは、おもに①代謝、②換気、③酸素化、④呼吸バランスの4つだよ。

代謝はpH、HCO_3^-、BE、換気は $PaCO_2$、酸素化は PaO_2、SaO_2 で評価する。

3 心電図

1. 標準12誘導心電図

いくつかある心電図検査のなかでも、「標準」という語が付けられているように、12誘導心電図がその基本になるよ。

a. 検査の目的

- 不整脈の検出
- 心疾患の存在を探る手段
- 左室肥大（高血圧）の判断
- 不整脈をきたす症候群の検索
- 電解質失調の判断
- 薬物効果の判定 など

6つの四肢誘導（Ⅰ・Ⅱ・Ⅲ・aV_R・aV_L・aV_F）と6つの胸部誘導（V_1〜V_6）で構成される。

b. 健常成人の波形例

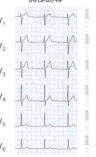

四肢誘導：Ⅰ、Ⅱ、Ⅲ、aV_R、aV_L、aV_F

胸部誘導：V_1、V_2、V_3、V_4、V_5、V_6

記録中の様子

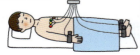

人の体型が個々で異なるように、12誘導心電図にも多くのノーマルバリエーションがある。

検査｜3 心電図

c. 四肢誘導

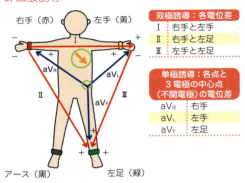

双極誘導：各電位差	
Ⅰ	右手と左手
Ⅱ	右手と左足
Ⅲ	左手と左足

単極誘導：各点と3電極の中心点（不関電極）の電位差	
aV_R	右手
aV_L	左手
aV_F	左足

Ⅰ・Ⅱ・Ⅲ誘導は双極誘導の原理、aV_R・aV_L・aV_F誘導と胸部誘導のV_1～V_6誘導は単極誘導の原理で記録される。

d. 胸部誘導

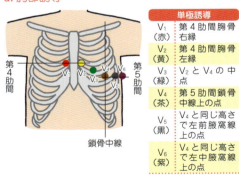

単極誘導	
V₁（赤）	第4肋間胸骨右縁
V₂（黄）	第4肋間胸骨左縁
V₃（緑）	V₂とV₄の中点
V₄（茶）	第5肋間鎖骨中線上の点
V₅（黒）	V₄と同じ高さで左前腋窩線上の点
V₆（紫）	V₄と同じ高さで左中腋窩線上の点

不関電極は四肢誘導で用いたものを使用するため、胸部誘導は四肢電極を付けないと記録できない。

e. 基本波形と名称

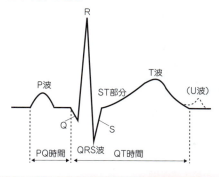

基本波形	意味合い
P波	心房が興奮している時間帯（心房脱分極相）
QRS波	心室が興奮している時間帯（心室脱分極相）
T波	心室の興奮が冷める時間帯（心室再分極相）
（U波）	遅れて生じる心室再分極相（認められないことが多い）
ST部分	心室脱分極相から再分極相に移行する時間帯
RR（PP）間隔	心室（心房）が興奮する間隔を反映
PQ（PR）時間	おもに房室結節を伝導する時間を反映
QT時間	おもに心室の再分極時間を反映

2. モニター心電図

1つの誘導のみをモニター画面に描写する、簡易型心電図の代表だよ。病棟、救急外来、手術室、救急車などで患者さんの監視目的で活用されているんだ。

a. 検査の目的

・正常心拍と不整脈の監視

b. 原理と必要な機器

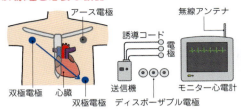

電極は胸部の右上部と左下部に付け、かつ心臓の電気軸と並行にする。
→ Ⅱ誘導と類似した心電図の描写が可能。

c. 正常な波形例

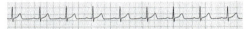

3. ホルター心電図

2～3チャンネル（誘導）の心電図を圧縮して記録するよ。必要な波形を拡大して描写することもできるんだ。

a. 検査の目的

・不整脈（おもに発作性）の検出
・有症候性の虚血性心疾患の診断
・1日の総心拍数と平均心拍数の確認

　長時間・携帯型心電図の代表。1日（24時間）記録するのが一般的。

b. 2チャンネルの電極の装着位置（1つはアース電極）

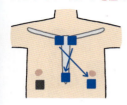

誘導法はホルター心電図特有のCM$_5$・CC$_5$・NASAなどが用いられる。CM$_5$・CC$_5$はV$_5$誘導に類似、NASAはV$_1$誘導に類似する。

c. 波形例：失神時の発作性房室ブロック

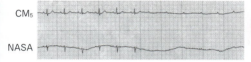

4. 運動負荷心電図

運動負荷法には、マスター2階段負荷試験、トレッドミル負荷試験、自転車エルゴメーター負荷試験があるよ。どの方法も負荷前後に12誘導心電図を記録するんだ。

a. マスター2階段負荷試験

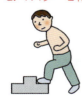

検査の目的
・労作性狭心症の診断

簡易に行えるが、負荷中に心電図と血圧を記録しないため、ほかの2つよりも検査精度は低くなる。

b. トレッドミル負荷試験

c. 自転車エルゴメーター負荷試験

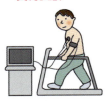
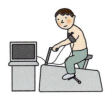

検査の目的
・労作性狭心症の診断　・運動誘発性不整脈の診断

d. 波形例：労作性狭心症

胸痛にともなって ST 低下が認められた。

	負荷前	負荷中		負荷前	負荷中
I	ST-L 0.0 −0.9 −0.4 −0.5		V₁	ST-L 0.0 +0.5 +0.3 +0.1	
II	ST-L 0.0 −0.5 −0.4 −0.3		V₂	ST-L +0.1 +0.1 +0.1 0.0	
III			V₃	ST-L +0.2 0.0 −0.3 −0.1	
aVR	ST-L 0.0 +0.4 0.0 +0.1		V₄	ST-L 0.0 −1.2 −0.9 −0.8 −0.4	
aVL	ST-L 0.0 +0.7 +0.4 +0.4		V₅	ST-L −0.3 −2.6 −2.0 −1.1 −0.4	
aVF	ST-L 0.0 −0.6 −0.2 −0.1 −0.3		V₆	ST-L +2.4 −2.8 −1.9 −1.1 −0.8	
	ST-L 0.0 0.0 −0.1 −0.2 0.0				

POINT★

- 負荷の目安となる心拍数の設定は年齢によって異なる。
- いずれの負荷も安静時（不安定）狭心症が疑われた場合は禁忌。

4 胸部X線

X線を胸部に照射して、心臓や肺の状態を観察する簡便な検査だよ。

1. 読影時のチェックポイント

循環器領域では、心拡大、肺うっ血、胸水の貯留、大動脈径の拡大、大動脈の石灰化の有無などを確認する。

①横隔膜の高さ	十分な吸気で撮像されているかを確認
②肺野と肺門陰影	浸潤影の有無（肺野）や、肺門陰影増強によるうっ血の有無の確認
③胸水貯留の有無	肋骨横隔膜角（CP angle）が鈍になっていないか？

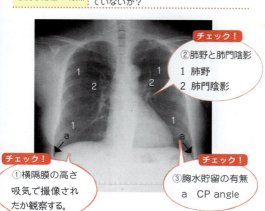

チェック！
②肺野と肺門陰影
1 肺野
2 肺門陰影

チェック！
①横隔膜の高さ
吸気で撮像されたか観察する。

チェック！
③胸水貯留の有無
a　CP angle

63

④心胸郭比	心胸郭比（CTR）を計算し、心拡大の有無を確認
⑤心臓・血管陰影	右側2カ所（第1、2弓）と左側4カ所（第1～4弓）をチェックし、突出がないかを確認

チェック！

⑤心臓・血管陰影

1　右第1弓：上大静脈
2　右第2弓：右心房
3　左第1弓：大動脈弓
4　左第2弓：肺動脈幹
5　左第3弓：左心耳
6　左第4弓：左心室

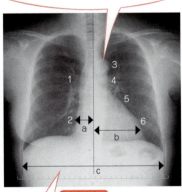

チェック！

④心胸郭比（正常＜50％）

$CTR = [(a+b)/c] \times 100 \; (\%)$

a　正中線から右房辺縁の最大径
b　正中線から左室辺縁の最大径
c　肺野部最大横径

2. 心筋梗塞にともなう急性心不全の患者の例

右第1弓の拡大（上大静脈）と左第2弓（肺動脈幹）、左第3弓（左心耳）、左第4弓（左心室）の拡大を認め、急性左不全に一致した所見である。

- 両側肺門部血管陰影増強
- 右第1弓の拡大
- 両側上・中肺野を中心とした浸潤影
- 左第2、3、4弓の拡大
- 明らかな胸水なし
- 心胸郭 CTR = 46% 心拡大なし

5 心エコー

心臓の各部位のはたらきや心疾患の有無を調べる検査だよ。心疾患の予後が予測できるから、経時的に検査して、変化をみながら病状の進行を確認するんだ。

1. Bモード：構造の評価

プローブを当てる位置を調整して、心臓の断面像を多面的に評価する。心筋の機能、弁膜症、心嚢液の貯留などを評価する。

◆左室長軸断層像（矢状面）

◆左室短軸断層像（水平面）

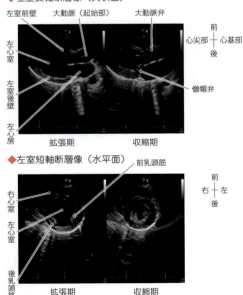

◆心尖部四腔断層像（前額面）

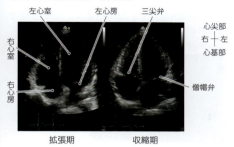

2. Mモード：心機能の評価

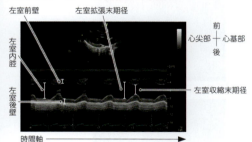

心臓内にある構造物の動きを経時的に観察する。心筋の動きや内腔の大きさを測定することにより、心筋駆出率の評価などを行う。

左室内径短縮率（% FS）

$$= \frac{左室拡張末期径 - 左室収縮末期径}{左室拡張末期径} \times 100 (\%)$$

左室駆出率（LVEF）

$$= \frac{左室拡張末期容積 - 左室収縮末期容積}{左室拡張末期容積} \times 100 (\%)$$

3. カラードプラ：血流速度の評価

　心筋内の血流を測定することができる。心臓弁膜症などの血流評価に有用。

◆大動脈弁逆流：長軸断層像（矢状面）

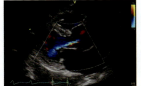

前
心尖部 ╋ 心基部
後

◆大動脈弁狭窄：長軸断層像（矢状面）

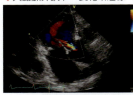

前
心尖部 ╋ 心基部
後

◆僧帽弁逆流：長軸断層像（矢状面）

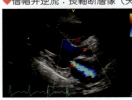

前
心尖部 ╋ 心基部
後

◆僧帽弁逆流：四腔断層像（前額面）

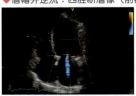

心尖部
右 ╋ 左
心基部

6 ABI

足関節上腕血圧比のことを ABI というよ。普通、足の血圧のほうが腕より高いんだ。腕の血管は狭窄することは少ないけれど、足は動脈硬化で血管が狭くなることがあるんだ。

1. 計算方法

足首の血圧を腕の血圧で割り、ABI を算出する。

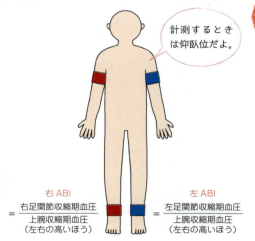

右 ABI

$$= \frac{右足関節収縮期血圧}{上腕収縮期血圧（左右の高いほう）}$$

左 ABI

$$= \frac{左足関節収縮期血圧}{上腕収縮期血圧（左右の高いほう）}$$

基準値

1.40 以上	動脈の高度石灰化の存在を示唆
1.00 〜 1.40	標準値
0.91 〜 0.99	ボーダーライン
0.90 以下	主幹動脈の狭窄や閉塞を示唆

2. 評価が必要な症例

閉塞性動脈硬化症（ASO）	動脈硬化で動脈壁内腔が狭窄や閉塞を起こし、循環障害をきたした状態
末梢動脈疾患（PAD）	ほとんどがASO。おもに下肢動脈に好発する

> 高齢化や食生活の欧米化、動脈硬化の危険因子の増加で患者が増えている。

◆評価したほうがよい病態
- 心血管疾患の既往がある
- 間欠性跛行など労作時に下肢症状が現れる
- 下肢の難治性潰瘍
- 65歳以上の高齢者
- 『高血圧治療ガイドライン』の脳心血管リスク層別化で高リスク群
- 冠動脈疾患患者
- 50歳以上の糖尿病症例もしくは喫煙者
- 透析患者
- 慢性腎臓病でステージ3～5の症例

> 自動で測定する装置もあるけど、自分でも測れるようになろうね。患者さんへの生活習慣の改善指導や禁煙指導、フットケア、運動療法も大切だよ。

7 心臓CT・MRI

1. 心臓CT

コンピュータ断層撮像（CT）検査は、技術の進歩により時間分解能や空間分解能が向上して、心臓も撮像が可能になったよ。

カーブドMPR画像

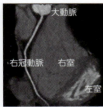

右冠動脈の心臓CT画像。冠動脈内に動脈硬化を認めない。

とくに3～5mm程度の細い冠動脈も可視化が可能となり、冠動脈診断の標準検査である心臓カテーテル検査と比べ、診断精度も高い。

メリット

・心臓カテーテル検査より低侵襲で冠動脈疾患を評価できる。
・心臓全体を撮像するため、冠動脈以外の心臓形態（弁、心房、心筋、心膜、大動脈など）や心収縮能も同時に評価できる。
・胸痛のある患者には、1回の撮像でトリプル・ルールアウト（冠動脈疾患、肺梗塞、大動脈疾患）を行うことができる。

デメリット

・被ばくのリスクがある（ただし、近年は減少傾向）。
・高度石灰化や小ステント（< 3mm）症例では診断精度が落ちる。
・脈拍が速い症例、不整脈の症例は、評価困難の場合がある。
・造影剤が投与できない患者は、心臓CTを行うことができない。

POINT★

直接動脈を穿刺し、カテーテルを冠動脈に挿入して撮像する心臓カテーテル検査と比べ、心臓CTは造影剤を静脈投与して撮像するきわめて低侵襲な検査で、外来で行うことができる。

2. 心臓 MRI

磁気共鳴画像法 (MRI) も分解能が高くて、心臓の撮像が可能だよ。

メリット

- 心臓 MRI はとくに、大動脈や心筋の形態、性状評価、心房や心室の容量評価、弁の性状評価に優れ、心室内の血流速度なども測定可能である。
- 心筋の評価では、虚血性心疾患が疑われる患者の虚血評価、心筋梗塞後の心筋壊死の評価、また心筋症の診断などに優れている。
- 3D 構築が可能で、容量評価はエコーと同等に標準検査とされている。

デメリット

CT と異なり、放射線被ばくがないため低侵襲だが、検査時間が長い。

肥大型心筋症の症例

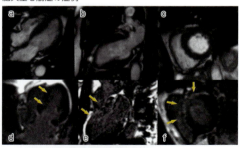

前壁中隔の肥大を認め、遅延造影 MRI で同部に線維化（➡）を認めた。c、f：短軸像、b、e：二腔像、a、d：四腔像。

シネ画像（a〜c）	左室機能の評価が可能
遅延造影（d〜f）	梗塞と線維化の診断が可能

8 心臓核医学検査

心臓核医学検査（SPECT）は、放射性同位元素（RI）を標識した薬剤を静脈内に投与して、心筋や心臓の血流、心筋機能評価を行う検査のことだよ。

1. SPECT の目的

循環器分野では、胸痛のある患者や狭心症が疑われる患者の虚血評価を目的に、心筋血流 SPECT が多く使用されている。

2. 負荷心筋血流 SPECT

心臓に負荷をかけた状態（負荷時像）と、安静時の状態（安静時像または遅延像）の2回撮像によって得られた画像から虚血を評価する。

負荷には運動と薬剤負荷の2種類があり、症例に合わせて選択する。

◆運動負荷検査

絶対禁忌	相対禁忌
・急性心筋梗塞発症早期（2日以内） ・不安定狭心症（高リスク症例） ・コントロール不良の不整脈 ・高度の狭窄性弁膜症 ・急性あるいは重症心不全 ・急性肺塞栓または肺塞栓 ・急性心筋炎または心膜炎 ・大動脈解離などの重篤な血管病変	・左冠動脈主幹部狭窄 ・中等度以上の狭窄性弁膜症 ・高度の電解質異常 ・重症高血圧 ・頻脈性または徐脈性不整脈 ・閉塞性肥満型心筋症などの流出路狭窄 ・運動負荷が行えない精神的・身体的障害 ・高度房室ブロック

◆薬剤負荷検査

適応	禁忌
・運動負荷が行えない症例 ・左脚ブロック	・喘息、気管支攣縮性肺疾患 ・徐脈（洞不全症候群、Ⅱ度およびⅢ度房室ブロック、症候性徐脈） ・代償不全の心不全

a. 検査の流れ

運動負荷　　　アイソトープの注射　　　撮影（負荷時像・安静時像）

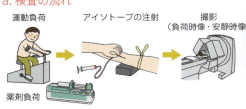

薬剤負荷

b. 心筋血流シンチグラフィの見方

負荷時像と安静時像を比べることで、虚血（心筋への血流低下）の有無がわかる。

◆テクネチウム運動負荷シンチグラフィ

負荷時像で前壁中部〜心尖部で集積低下を認め、安静時像で改善している（⬇）。

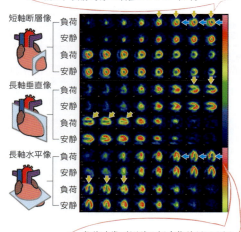

短軸断層像
長軸垂直像
長軸水平像

負荷時像で側壁の軽度集積低下を認め、安静時像で改善している（⬅）。

c. 心筋セグメント分類

心臓を17分割（1〜6：心臓基部、7〜12：心臓中部、13〜16：心臓遠位部、17：心尖部）し、それぞれの部位をチェックする。アイソトープの集積低下部分から、狭窄している冠動脈を予想できる。

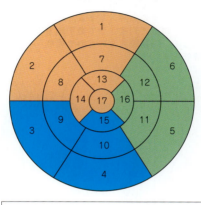

1. 前壁基部	10. 下壁中部
2. 前壁中隔基部	11. 下側壁中部
3. 下壁中隔基部	12. 下側壁中部
4. 下壁基部	13. 前壁遠位部
5. 下側壁基部	14. 中隔遠位部
6. 下壁基部	15. 下壁遠位部
7. 前壁中部	16. 側壁遠位部
8. 前壁中隔中部	17. 心尖部
9. 下壁中隔中部	

■ 左前下行枝：心筋セグメント分類 1、2、7、8、13、14、17
■ 左回旋枝：心筋セグメント分類 5、6、11、12、16
■ 右冠動脈：心筋セグメント分類 3、4、9、10、15

9 心臓カテーテル検査
(CAG・LVG)

1. 冠動脈造影（CAG）

CAGでは、図にあるいずれかの血管からカテーテルを挿入するよ。冠動脈の入り口まで到達させて造影剤を注入して、冠動脈狭窄の有無や程度を評価するんだ。

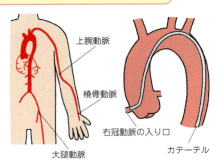

上腕動脈
橈骨動脈
右冠動脈の入り口
カテーテル
大腿動脈

POINT ★

侵襲的な検査であるため、患者や家族には、検査の意義や起こり得る合併症について十分に理解してもらったうえで施行する。

a. 検査の目的

狭窄病変を同定後、重症度を評価 → 治療方針を決定

具体的な治療方法
①薬物療法 ②経皮的冠動脈インターベンション（PCI） ③外科的な冠動脈バイパス術

b. 冠動脈の走行

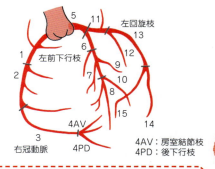

4AV：房室結節枝
4PD：後下行枝

冠動脈の病変部位は日常臨床で AHA 分類が用いられ、冠動脈の部位を 15 の分節に分けて表す。

c. 実際の冠動脈造影

右冠動脈

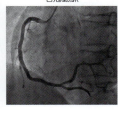

左冠動脈

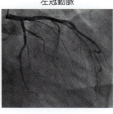

2. 左室造影（LVG）

一般的に、LVG は CAG といっしょに行われるよ。

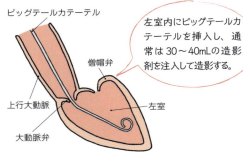

左室内にピッグテールカテーテルを挿入し、通常は 30～40mL の造影剤を注入して造影する。

a. LVG から得られる情報
① 左室全体の形態および壁運動
② 限局的な壁運動異常の有無
③ 左室の壁厚
④ 弁膜症による逆流の重症度評価
⑤ 先天性心疾患の評価

b. 実際の左室造影

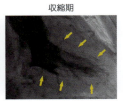

拡張期　　　　収縮期

10 心臓電気生理学的検査
(EPS)

EPSの目的は、患者さん特有の不整脈のメカニズムを明らかにすることだよ。不整脈診断では、とても重要な検査なんだ。

1. 用途

体表面の心電図では、不整脈時の細かい電気の伝達経路や頻拍のメカニズムは明らかにできず、詳細な診断にまでは至らない。

[EPS検査]

上記を解明し、その後の治療に役立てることができる。

- 検査に続けて不整脈を発生させる根源を焼灼（アブレーション）できる。
- 徐脈性不整脈と診断した場合、診断結果に適したペースメーカの選択に役立つ。

心臓電気生理学的検査

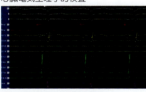

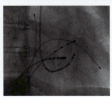

2. 検査方法

①検査直前	カテーテル室に入室する直前に患者の確認を行う
②局所麻酔	カテーテル挿入部位を消毒し、清潔なシートで体を覆う。原則、右足の付け根から右大腿静脈に挿入する（首周囲の静脈の場合もある）
③カテーテルシースの留置	電極カテーテル（直径1.7mmの細い管）を体内に入れるための橋渡し役のシースを留置する。シースを留置する前に、必ずX線透視装置で血管内にガイドワイヤーが存在することを確認する
④電極カテーテルの挿入	心臓内に数本留置する。カテーテルの先端に付いた小さな電極を心臓内壁に接触させると、心臓内の各部位の心電図を記録でき、電気的に刺激すると詳細な診断ができる

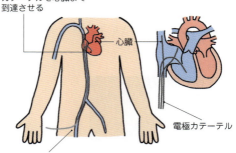

カテーテルを心臓まで到達させる

心臓

電極カテーテル

足の付け根から挿入

ちょこっとMEMO

通常は2泊3日の入院となる。前日に入院し、検査の方法やリスク（合併症）について説明する。検査に要する時間は2〜3時間。

11 スワン・ガンツカテーテル

静脈から挿入するカテーテルで、心機能や循環動態を正確に把握するため、心不全やショック状態、弁膜症、肺高血圧、先天性心疾患の患者さんに用いられることが多いよ。

1. 仕組み

- 先端にバルーン（a）が付き、血流にのせて肺動脈まで進めることができる。
- バルーンは通常、空気が入らないようにロックされており、肺動脈楔入圧測定時のみロックを外して膨らませる（b）。
- 右心内におけるそれぞれの圧は、先端孔の位置で測定する（d）。
- 心拍出量は、10mLの冷水を側孔用ハブ（c）から急速注入して、先端にあるサーミスター（a）の温度変化により算出する。

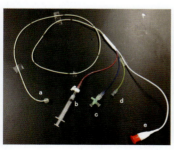

a 先端バルーン
b バルーン膨張用ハブ
c 側孔用ハブ
d 先端孔用ハブ
e サーミスターコネクタ

> **POINT**
>
> スワン・ガンツカテーテル1本で、右心房圧、左心室圧、肺動脈圧、肺動脈楔入圧、心拍出量が測定でき、治療方針を決めるための有用な検査方法となる。

2. 検査の目的

スワン・ガンツカテーテルから得られた指標に基づいた、フォレスター（Forrester）分類により治療方針を決定する。

縦軸	横軸
算出された心拍出量を体表面積で補正した心係数。2.2L/min/m² をカットオフ値とする	肺動脈楔入圧を18mmHgで分ける

フォレスター分類

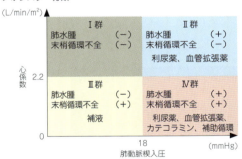

心不全の患者さんに対して、シンプルに層別化された4つの群をもとに、補液が必要なのか利尿薬が必要なのかなど、水分バランスを容易に把握することができるんだね。

4 治療法とケア

1 大動脈内バルーンパンピング (IABP)

IABPは、心原性ショックをともなう急性心筋梗塞や、カテーテル治療中に血行動態が不安定になったときに使用されることが多いよ。

1. 仕組み

鼠径から経皮的に胸部下行大動脈にバルーンを留置し、心拍動に同期させてバルーンの収縮と拡張を行うことで心臓に対しての補助を行う機械的な治療法。

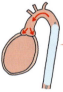

拡張期

冠動脈の血流は心臓の拡張期に流れる。拡張期にIABPのバルーンを拡張することで冠動脈の血流を増加させる。

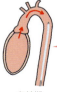

収縮期

心臓の収縮期には、IABPのバルーンも収縮させる。吸引効果により心臓内の血流を引っ張り上げ、心臓自体の負荷を減少させる。

2. 禁忌症例

重症大動脈弁閉鎖不全	拡張期のバルーン拡張により、大動脈弁逆流を増大させるため
大動脈瘤	バルーンの機械的刺激により、瘤の増大や破裂の危険があるため
閉塞性動脈硬化症	下肢への血流低下により、下肢虚血が増悪する危険があるため

3. 注意事項

IABPを挿入している患者は、毎日胸部X線で適切なバルーンの位置を確認する必要がある。

バルーンの位置	起こり得る状態
高すぎる	カテーテルの先端による大動脈壁損傷や、脳への血管に迷入した場合には脳血流を低下させる可能性がある
低すぎる	腎動脈にバルーンがかかり、腎血流低下を起こす可能性がある

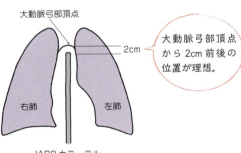

大動脈弓部頂点から2cm前後の位置が理想。

IABPカテーテル

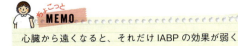

ちょこっと MEMO

心臓から遠くなると、それだけIABPの効果が弱くなる。

POINT ★

- バルーンのタイミングがずれると、心負荷を増加させてしまうので、タイミングをモニタリングし、異常の早期発見に努める。
- 挿入側の下肢に虚血を生じやすい。足背、内顆動脈の触知をこまめに観察する。
- 体動制限により、褥瘡を形成しやすいため、予防に努める。

意識下で挿入、駆動する場合は、体動制限などからストレスフルとなりやすいよ。精神面の援助も忘れないでね。

4 治療法とケア | 1 大動脈内バルーンパンピング（IABP）

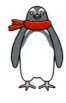

2 経皮的心肺補助装置
(PCPS)

PCPSは、カテーテルの挿入技術で装着できる簡易的な人工心肺装置だよ。

1. 仕組み

心臓と肺を代用するため、図に示すように静脈血を脱血し、酸素化した後に、送血管を介して体内に戻す閉鎖回路になっている。

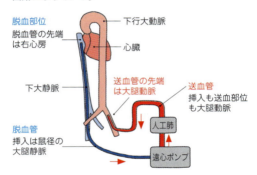

2. 適応症例

①心原性ショック状態での心肺蘇生例
②重症心筋症による心原性ショック
③薬剤抵抗性の致死的不整脈
④肺血栓塞栓症によるショック状態
⑤IABP（p.83参照）施行下でも収縮期血圧 80mmHg 以下、心係数 1.6L/min/m² 以下

3. 合併症

出血	ヘパリンによる強力な抗凝固療法と、体外循環による凝固因子や血小板の低下により起こる。穿刺部からの出血や消化管出血に対する対応が必要になる
下肢虚血	動脈内に太い送血管が挿入されているため、下肢虚血になりやすい。両側の足底動脈の確認、皮膚の色や温感の左右差の確認が重要になる

PCPS 使用中は合併症との闘いなので、離脱は1週間前後を目安とするよ。

POINT★

- PCPS 挿入中は積極的な体位変換が困難である。褥瘡好発部位の定期的な除圧を行い、褥瘡発生予防に努める。
- 機械の作動は、事故防止のためダブルチェックを行う。電源は必ず無停電電源に接続する。

かなり大がかりな機械が置かれるんだ。家族への精神的援助も行おう。

4 治療法とケア│2 経皮的心肺補助装置（PCPS）

3 人工呼吸器

人工呼吸管理には、非侵襲的陽圧換気（NPPV）と侵襲的陽圧換気（IPPV）があるよ。

1. NPPV

NPPVの鼻口マスク

NPPVの一例

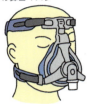

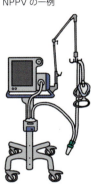

- NPPVのマスクには、鼻口マスクのほか、鼻マスク、トータルフェイスマスクがある。
- NPPV使用の際は、意識と自発呼吸があることが前提となり、喀痰排泄ができることが望ましい。

マスクの圧迫による皮膚損傷の防止に努めよう。

POINT

- 患者は呼吸困難感でパニックになっている可能性がある。現在の状況やこれから行われることについて、わかりやすく説明する。

2. IPPV

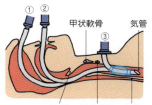

IPPVの換気経路には、①経鼻挿管、②経口挿管、③気管切開がある。

3. NPPVのおもな作用

呼吸器系	循環器系
気道末梢の閉塞予防 虚脱肺胞の拡張 肺残気量の増加	血管からの体液漏出防止 胸腔内圧の上昇 静脈還流量の低下(血圧低下)

得られる結果
酸素化改善
前負荷・後負荷軽減
交感神経亢進の抑制

4. 換気モード

- 心不全に関するおもな換気モードには、持続的陽圧呼吸（CPAP）、二相性気道陽圧（BIPAP）、順応性自動制御換気（ASV）がある。

POINT

- 人工呼吸器の設定と患者の呼吸様式が合っているか、効果的な換気が行われているか、注意深く観察する。

CPAP	呼気圧（EPAP）を設定し、呼気終末に陽圧（PEEP）をかける
BIPAP	EPAPに加えて吸気圧（IPAP）も設定し、吸気時に圧サポート（PS）をかける PS = EPAP − IPAP で表される
ASV	呼吸に同調して自動的にPSを調整する携帯可能なBIPAPである

心不全急性期ではNPPVあるいはIPPV、慢性期ではASVが有効な場合があるよ。

ASVの一例

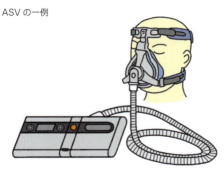

4 電気的除細動

心房細動や心室細動などの頻脈性不整脈に対して直流通電し、不整脈を停止させて洞調律に復帰させる治療手段だよ。

1. 仕組み

単相性	二相性
それぞれの電極パッドの間を一方向に通電	パッド間を往復するように通電

二相性は少ないエネルギーで実施可能。

2. 治療

患者の状態	処置
心室細動などで意識なし	すみやかに除細動を行う
心房細動などで意識清明	静脈麻酔を使用して待機的に除細動を行う（事前に経食道超音波で心内血栓がないことを確認。抗凝固薬導入後に除細動を行うのが一般的）
上室性不整脈 単形性心室頻拍	R on T型心室期外収縮となり、心室細動に移行する可能性があるため、必ずR波に同期させて施行する

POINT

- 洞調律復帰後、再び心房細動、心室細動に移行する可能性があるため、必ず心電図モニターで観察を続ける。
- 必要時は軟膏塗布などにより、皮膚障害を予防する。
- 鎮静薬を使用するため、覚醒状態、意識レベル、微小血栓による麻痺の出現などを注意深く観察する。

3. 自動体外式除細動器（AED）

公共施設などに設置されていて、一般の人でも日常生活のなかで心肺蘇生に立ち合ったときに使用できる医療機器だよ。

使用時の注意事項

心肺停止状態の成人

小児用の電極パッドを使用すると、エネルギーが不十分で電気的除細動が成功しない可能性がある。→必ず成人用を使用する

冠動脈疾患でニトログリセリンなど皮膚貼付用のテープ剤を使用

テープ剤の真上に電極パッドを貼ると皮膚が火傷することがある。→テープを剥がす、あるいは体表の別の場所に電極パッドを貼る

心臓疾患の既往があり、デバイスを埋め込んでいる

ペースメーカや植込み型除細動器が右鎖骨下領域の皮下に埋め込まれている場合、電極パッドを植込み機器の真上に貼って通電すると植込み機器が使用できなくなる可能性がある。→電極パッドをデバイス挿入部位から3cm以上離す

POINT

- 胸部が液体でぬれている、あるいは胸毛が多い場合、電極パッドが密着せずに、AEDが心電図を解析できなかったり、適切なエネルギーが胸壁に伝わらないことがある。
- 汗や水分をよく拭き取り、胸毛が薄い部分に貼る、電極パッドを強く押し当てるなど、しっかり密着させるように注意する。

5 心肺蘇生

心肺蘇生には、一次救命処置（BLS）と、BLSから移行する二次救命処置（ALS）があるよ。

1. BLSの実際の手順

a. 成人の場合

① 周囲の安全を確認：安全を確認後、意識のない傷病者に接近

② 意識状態の確認：反応がない場合、周囲に119番通報と自動体外式除細動器（AED → p.92参照）の手配を依頼

③ 呼吸の確認：停止もしくは正常ではない呼吸状態の場合、心停止と判断し、ただちに胸骨圧迫を開始

④ 胸骨圧迫：圧迫部位は胸骨下半分。両手をしっかり組み、胸が5～6cmの範囲内でしずむ程度の強さで、100～120回/分の速さで圧迫する

＊蘇生技術をもつ救助者であれば、人工呼吸も同時に行う。胸骨圧迫と人工呼吸の比は30：2。人工呼吸ができない場合は、胸骨圧迫のみでよい

⑤ AED到着・準備：電源を入れ、付属のパッドを右前胸部と左側胸部に貼付する

＊準備中、胸骨圧迫の中断は最小限とするよう意識する

⑥ 電気ショックの実施：心電図解析が開始したら、救助者は傷病者から離れ、体に接触しないようにする。音声ガイダンスに従い、ショックボタンを押して電気ショックを行う。電気ショック後は、ただちに胸骨圧迫を再開する

POINT★

・心肺停止発見時は、応援をよび、決して現場から離れず観察を続ける。

・吐瀉物などによる感染にも十分気を付ける。

b. 小児の場合

　小児の BLS も成人と同様の手順で行い、胸骨圧迫の強さは胸郭前後径の約 3 分の 1 の深さとする。

〈人工呼吸が可能な場合〉
救助者が 1 人の場合：胸骨圧迫と人工呼吸の比は 30：2。
救助者が 2 人の場合：胸骨圧迫と人工呼吸の比は 15：2。

MEMO

乳児の胸骨圧迫には、2 本指圧迫法（救助者が 2 人の場合）と胸郭包み込み両母指圧迫法（救助者が 2 人以上の場合）の 2 つの方法がある。

2 本指圧迫法

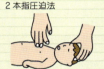

胸の真ん中を 2 本の指で押す。

2. 心停止の患者に対する ALS の手順

心停止の 4 つの心電図所見と対応

心室細動（VF）	・気道確保　・静脈路の確保
無脈性心室頻拍（pulseless VT）	・アドレナリン 1mg を 3 〜 5 分ごとに投与 ＋心肺蘇生の経過で電気的除細動
無脈性電気活動（PEA）	・気道確保　・静脈路の確保
心静止（asystole）	・アドレナリン 1mg を 3 〜 5 分ごとに投与 →自己心拍の再開を目指す

6 経皮的冠動脈インターベンション (PCI)

狭心症・急性心筋梗塞による冠動脈の狭窄、閉塞病変に対して、狭窄病変を拡張するカテーテルを使った治療の総称をPCIというよ。

1. 適応

a. 狭心症

有意狭窄（75%以上の狭窄）があり、心筋虚血を認め、症状や予後改善効果があると考えられる病変に行う。

> 心筋虚血：負荷心筋シンチグラフィで負荷時の心筋血流が低下、心臓カテーテル検査で部分血流予備量比（FFR）が0.75〜0.80未満（狭窄の末梢で血流が正常部の75〜80％以下）の場合など。

PCIと冠動脈バイパス術（CABG）の適応の違い

PCI	・1および2枝病変 ・入口部を含まない3枝病変
CABG	・入口部を含む3枝病変 ・左主幹部（LMT）分岐部病変 ・高度石灰化病変 ・慢性完全閉塞病変（CTO）など

併存疾患を考慮して症例ごとに決定する。

b. 急性心筋梗塞

- 発症12時間以内であればPCIを選択する。
- 発症12〜24時間以内でも、重症うっ血性心不全、不安定な血行動態または致死性不整脈、持続する虚血徴候がみられる場合は、PCIを施行する。

PCIによる心筋救済効果は早期ほど高いため、早期治療が重要。

2. 治療法

◆穿刺部位

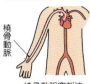
橈骨動脈穿刺法

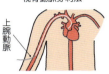
上腕動脈穿刺法

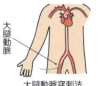
大腿動脈穿刺法

◆治療の流れ

手首、肘、鼠径（橈骨動脈、上腕動脈、大腿動脈）を穿刺
↓
カテーテルを挿入して冠動脈に入れる
↓
冠動脈にワイヤーを挿入
↓
狭窄部位をバルーンで拡張
↓
金属製のステントを留置

> 血管内は痛みが生じず、穿刺部の局所麻酔で治療可能。

◆PCIの実際

バルーン拡張

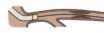
①ガイドワイヤー挿入

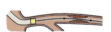
②バルーンカテーテル挿入

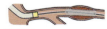
③拡張中

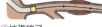
④拡張終了

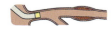
⑤バルーンカテーテル抜去

ステント留置

①ステントの持ち込み　②ステントの拡張　③ステントの留置

3. 合併症

- 冠動脈解離
- 穿孔
- 側枝閉塞
- 血流低下の遷延
- 不整脈
- 血圧低下
- 脳梗塞
- 出血
- 感染
- 穿刺部合併症（仮性動脈瘤、動静脈シャントなど）
- 造影剤によるアレルギー、腎機能障害　など

MEMO

- ステントは再狭窄予防の薬剤を塗布した薬剤溶出性ステント（DES）の使用が一般的。
- ステント再狭窄率は5～10%あり、再治療が必要。
- ステント内血栓症は0.2%/年程度。抗血小板薬2剤の服用が6～12カ月必要。

POINT ★

- スムーズにPCIが行われ、二次的合併症がなく順調に回復するためには、患者の理解が大切。患者・家族に治療・注意点など簡潔にわかりやすく説明する。
- 治療後の胸痛は再狭窄の可能性があるため、胸部症状や心電図モニターの観察を密に行う。

7 経皮的血管形成術 (PTA)

PTAは、閉塞性動脈硬化症による末梢動脈の狭窄、閉塞病変に対する治療のことだよ。最近はEVTという呼び名が主流になっているんだ。

1. 適応

下肢動脈狭窄の治療に関しては運動療法と薬物療法を基本とし、十分な効果が得られない場合に血行再建術を考慮する。

2. 治療法

鼠径、肘（大腿動脈、上腕動脈）を穿刺してカテーテルを挿入し、下肢動脈にワイヤーを挿入して狭窄部位をバルーンで拡張させる。

必要な場合は金属製のステントを留置する。

◆ EVTの実際

シース挿入 / 大腿動脈 / ワイヤー挿入

バルーン拡張 / ステント留置 / ステント

◆下肢動脈の解剖

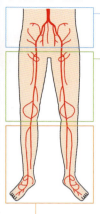

腸骨動脈領域
- 遠隔期開存率が良好であるステント留置を行うことが多い。

浅大腿膝窩動脈領域
- EVTによる遠隔期開存率は70%弱と十分ではなく、短い病変（一般的に15cm以下）に対してEVTを行う。
- 長い病変に関しては、バイパス術が困難な全身状態の患者に施行を検討する。バルーン拡張を行い、大きな解離をともなうようならステント留置を考慮する。

下腿動脈領域
- バルーン拡張のみ適応。再狭窄率は3カ月後で約70%と高く、EVTの適応は重症下肢虚血（CLI）に限定される。

CLI：安静時疼痛または潰瘍・壊死をともない、血行再建なしでは下肢の組織の維持や疼痛の解除が行えない病態を指す。

POINT★
- 造影剤アレルギー、穿刺部位の出血、肺・脳梗塞、動脈塞栓などの合併症に関する観察を密に行う。
- 下肢の安静保持のための工夫や、足背動脈触知の観察も重要である。

8 カテーテルアブレーション

頻脈性不整脈を根治する唯一の治療法で、有症候性で頻拍発作を繰り返す患者さんに行われるよ。

1. 適応疾患と成功率

- 低リスクで治療成功率が高い通常型心房粗動と WPW 症候群を含む発作性上室頻拍（PSVT）には積極的に行われる。
- 近年は発作頻度の高い薬剤抵抗性、有症候性の発作性心房細動にも行われる。

適応疾患	成功率
通常型心房粗動	＞95％
PSVT（WPW症候群を含む） （心房頻拍、房室回帰性頻拍、房室結節リエントリ性頻拍）	＞95％
術後心房頻拍、非通常型心房粗動、ベラパミル感受性心室頻拍	＞80％
心室期外収縮	＞75％
発作性心房細動	＞70％
器質的心疾患にともなう持続性心室頻拍	＞60％

※心房細動は、基礎疾患の有無、心房の大きさ、持続期間などによって成功率は 30 ～ 90％と幅がある。

【そのほかの適応症例】
　少ない発作であっても、患者の状況によっては適応となる。
- QOL が低下する場合
- 心不全や脳梗塞などの合併症のリスクが高い場合

侵襲的な治療であるため、リスクが高い超高齢者や臥位姿勢が困難な症例、担がん患者などの易出血性症例には、通常は行わない。

> スポーツ選手やパイロット、運転手など、不整脈で仕事が制限される職種の人や、妊娠が予定されていて薬を使用しにくい女性も対象になることがあるよ。成功すると治療効果は永続的で、不整脈の薬はいらなくなるんだ。

POINT ★

- 近年、心房細動の標準治療である肺静脈に適した冷凍（クライオ）バルーン、高周波ホットバルーン、レーザーバルーンといった特殊なバルーン型カテーテルが使用可能となった。
- 不整脈の種類（心房細動、心室性不整脈）によっては、手術に時間がかかるため、最初から鎮静させた状態で治療することがある。

2. 治療法

- アブレーションカテーテル先端の電極と対極板との間で、500kHz の高周波電流を通電することにより組織の焼灼を行う。
- 3〜5本の電極カテーテルを心臓内に留置して、3次元的に心臓内の電気の流れを表示する。不整脈の原因となる異常興奮部位を見つけ、治療用カテーテルを標的部位に押し当てる。

即座に電位や位置情報を可視化できる3次元マッピングシステムを用いて治療することが増えている。

a. 手技の実際

①シースの挿入	検査台に仰向けの状態になり、シース挿入部位を消毒。右大腿、右内頚静脈（もしくは鎖骨下静脈）の1～2カ所からシースを挿入する
②電極カテーテルの留置	全身を覆うように滅菌ドレープをかける。静脈に留置したシースを介して、電極カテーテルを右心房、ヒス束近傍、右心室、冠静脈洞に留置する

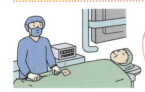

心房細動の場合、肺静脈に電極カテーテルを留置する。

POINT

- 造影剤アレルギー、穿刺部位の出血、肺・脳梗塞、動脈塞栓などの合併症に関する観察を密に行う。
- とくに正常な刺激伝導系の障害による新たな不整脈の発生、治療後の不整脈の再発、心タンポナーデは重篤であるため、観察を密に行い、早期発見に努める。
- 鎮静薬による血圧低下や舌根沈下にも注意する。

9 植込み型ペースメーカ

徐脈性不整脈と症状（失神、めまい、ふらつき）が関係している場合、ペースメーカ植込みの適応があるよ。

1. デバイスの種類

a. 電極リードと併用するデバイス

シングルチャンバーペースメーカ	デュアルチャンバーペースメーカ
・心房もしくは心室のどちらかにペーシングリードを1本留置するタイプ ・AAI／VVIペースメーカ	・心房と心室の両方にペーシングリードを留置するタイプ ・DDDペースメーカ

b. リードレスペースメーカ

右心室内に留置するタイプで、VVIペースメーカのみ。

2. ペースメーカのモード

一般的に3桁のアルファベットで示される。

1文字目	刺激部位	心房：A、心室：V、両方：D
2文字目	心電位検出部位	心房：A、心室：V、両方：D
3文字目	制御方法	抑制：I、同期：T、両方：D
4文字目	心拍応答機能が必要な場合	心拍応答：R

3. 徐脈性不整脈とペースメーカモード

◆洞不全症候群
　一般的には AAIR モードを選択。房室ブロックの合併を考慮する場合は、DDDR モードとする。

◆房室ブロック（症状をともなうⅡ度、高度、Ⅲ度房室ブロック）
　一般的には DDD モードを選択。徐脈性心房細動の合併がある場合は、VVI モードもしくはリードレスペースメーカとする。

◆徐脈性心房細動
　VVI モードもしくはリードレスペースメーカを選択する。

◆過敏性頸動脈洞症候群もしくは神経調節性失神
　DDD モードを選択する。

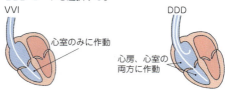

VVI　心室のみに作動
DDD　心房、心室の両方に作動

POINT ★

- 造影剤アレルギー、穿刺部位の出血、肺・脳梗塞、動脈塞栓などの合併症に関する観察を密に行う。
- ペースメーカ手帳をつねに携行することや、自己検脈の方法を術前から指導する。
- 挿入後、リードのずれが生じやすいため、心電図モニターの観察を密に行う。

10 植込み型除細動器 (ICD)

心臓突然死の発生を予防するもっとも有効な治療法の1つがICDだよ。

1. 植込みの目的と対象

目的	対象
一次予防	・非持続性心室頻拍（VT）の既往を認めるが、持続性VTや心室細動（VF）などの心電図記録がない患者 ・左室機能低下（左室駆出率35％以下）の虚血性心筋症や拡張型心筋症などで、突然死のリスクが高い症例
二次予防	・心停止や持続性VT、VFの既往のある症例

肥大型心筋症、催不整脈原性右室心筋症・異形成、ブルガダ症候群、先天性QT延長症候群などは、失神の既往や突然死の家族歴などの疾患背景を評価してからICD植込み適応を判断する。

2. 治療法

ICD植込み患者の致死性不整脈出現に対する治療法は、抗頻拍ペーシング（ATP）と直流通電（ショック）の2種類に分類される。

ATP

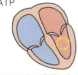

頻拍回路の隙間に入り込んで旋回を止める。

ATP：VTゾーン（一般的に150〜180bpm以上）に入ってくるVTに対して、それよりもペーシングレートの速い頻拍を強制的に心室内にペーシングすることでVTを停止させる治療。

ATP ─┬─ バースト法:頻拍ペーシングレートが一定
　　　└─ ランプ法:頻拍レートの周期を徐々に短くする

ATPでは停止しない場合 引き続きショックで停止させる。

VFに関してはATPでは停止しないため、初回からショックを行う設定にする。

3. 皮下植込み型ICD

従来のICDは、経静脈植込み型ICD（TV-ICD）とよばれ、2016年初頭に皮下植込み型ICD（S-ICD）がわが国で使用可能となった。

a. S-ICDのメリット

リード自体が胸骨縁の皮下に植込みとなり、右室内にリードを挿入する手技を要しない＝心臓自体や血管に直接的に侵襲をともなわない。

- 従来の植込み時の重篤な合併症である心タンポナーデや気胸などの合併症は生じない。
- 植込み後のリードの断線やデバイス感染などの合併症時に、リード抜去を非侵襲的にできる。

b. S-ICDの不適応例

- 徐脈性不整脈を合併する症例。
- ATP治療の適応が高いことが予想される持続性VTの既往のあるICD適応症例。

ペーシング治療やATP機能がないため使用不適応で、従来どおりTV-ICDの適応となる。

ICD作動時には、あわてず医療機関に連絡もしくは受診をするよう患者さんに説明しよう。合併症に関する観察、患者さんへの指導については、p.104「POINT」も見てね。

CHAPTER 5 薬剤

1 Ca 拮抗薬

1. 適応症

高血圧、狭心症、頻脈性不整脈。

2. おもな薬剤名と使用量

	一般名	商品名	おもな適応	用法・用量
注射薬	ニカルジピン塩酸塩	ペルジピン®	手術時の異常高血圧の緊急処置	10〜30μg/kg 静注
			高血圧性緊急症	0.5〜6μg/kg/min
			急性心不全	0.5〜2μg/kg/min
	ベラパミル塩酸塩	ワソラン®	頻脈性不整脈	5mg×1回
	ジルチアゼム塩酸塩	ヘルベッサー®	頻脈性不整脈	10mg/回/3min
			手術時の異常高血圧の緊急処置	10mg/回/min、5〜15μg/kg/min
			高血圧性緊急症	5〜15μg/kg/min
			不安定狭心症	1〜5μg/kg/min
内服薬	ニカルジピン塩酸塩	ペルジピン®	本態性高血圧症	10〜20mg×3回/day
		ペルジピン®LA	本態性高血圧症	20〜40mg×2回/day
	マニジピン塩酸塩	カルスロット®	高血圧症	5〜20mg×1回/day
	ニソルジピン	バイミカード®	高血圧症、その他	5〜10mg×1回/day
			狭心症、異型狭心症	10mg×1回/day

107

	一般名	商品名	おもな適応	用法・用量
内服薬	ニトレンジピン	バイロテンシン®	高血圧症、腎実質性高血圧症	5〜10mg×1回/day
			狭心症	10mg×1×/day
	シルニジピン	アテレック®	高血圧症	5〜20mg×1回/day
	アゼルニジピン	カルブロック®	高血圧症	8〜16mg×1回/day
	ベニジピン塩酸塩	コニール®	高血圧症、腎実質性高血圧症	2〜8mg×1回/day
			狭心症	4mg×2回/day
	ニフェジピン	アダラート®	本態性高血圧症、腎性高血圧症	10mg×3回/day
			狭心症	10mg×3回/day
		アダラート®L	本態性高血圧症、腎実質性高血圧症	10〜20mg×2回/day
			狭心症	20mg×2回/day
		アダラート®CR	高血圧症	10〜40mg×1〜2回/day
			腎実質性高血圧症	10〜40mg×1回/day
			狭心症、異型狭心症	40〜60mg×1回/day
	バルニジピン塩酸塩	ヒポカ®	高血圧症、腎実質性高血圧症	5〜15mg×1回/day
	エホニジピン塩酸塩	ランデル®	高血圧症、腎実質性高血圧症	20〜60mg/day、分1〜2
			狭心症	40mg×1回/day
	フェロジピン	スプレンジール®	高血圧症	2.5〜5mg×2回/day
	アラニジピン	サプレスタ®	高血圧症	5〜20mg×1回/day
	ニルバジピン	ニバジール®	本態性高血圧症	2〜4mg×2回/day
	アムロジピンベシル酸塩	ノルバスク®アムロジン®	高血圧症	2.5〜10mg×1回/day
			狭心症	5mg×1回/day

	一般名	商品名	おもな適応	用法・用量
内服薬	ジルチアゼム塩酸塩	ヘルベッサー®	本態性高血圧症	30〜60mg×3回/day
			狭心症、異型狭心症	30〜60mg×3回/day
		ヘルベッサー®R	本態性高血圧症	100〜200mg×1回/day
			狭心症、異型狭心症	100〜200mg×1回/day
	ベラパミル塩酸塩	ワソラン®	頻脈性不整脈、その他	40〜80mg×3回/day

3. 作用機転

a. ジヒドロピリジン系

血管の平滑筋にあるカルシウムチャネルの機能を拮抗し、血管拡張作用を示す。

b. ベンゾジアゼピン系（ジルチアゼム）

血管拡張作用は緩徐で比較的弱いが、心拍数抑制作用があり、さらには冠攣縮抑制作用が強い。

c. フェニルアルキルアミン系（ベラパミル）

刺激生成・伝導系（洞結節・房室結節）の抑制作用が高い。

4. 副作用

a. 血管拡張によるもの

心拍数上昇による動悸、顔面紅潮、ほてり、頭痛、下肢浮腫。

b. 洞結節・房室結節の抑制によるもの

徐脈、房室ブロック（ベンゾジアゼピン系およびフェニルアルキルアミン系のみ）。

c. 原因不明

歯肉腫脹（薬物性歯肉増殖症）。

5 薬剤

1 Ca拮抗薬

POINT ★

- 高血圧患者の場合には、ジヒドロピリジン系のいずれかを選択。
- 高血圧かつ腎機能障害を有する患者には、腎保護作用を期待してシルニジピンを選択。
- 心不全を呈していない、上室性頻拍の患者の心拍数低下目的には、ベンゾジアゼピン系およびフェニルアルキルアミン系を選択。

2 ACE 阻害薬・ARB

1. 適応症

a. ACE 阻害薬

高血圧症、慢性心不全（エナラプリル、リシノプリルのみ）、1型糖尿病にともなう糖尿病性腎症（イミダプリルのみ）。

b. ARB

高血圧、ACE 阻害薬の投与が適切でない慢性心不全（カンデサルタンのみ）。

2. おもな薬剤名と使用量

a. おもな ACE 阻害薬

一般名	商品名	初期使用量	1日最大用量
エナラプリルマレイン酸塩	レニベース®	2.5〜5mg×1回/day	10mg
リシノプリル水和物	ロンゲス® ゼストリル®	2.5〜5mg×1回/day	20mg
カプトプリル	カプトリル®	12.5〜25mg×3回/day	150mg
ペリンドプリルエルブミン	コバシル®	2〜4mg×1回/day	8mg
イミダプリル塩酸塩	タナトリル®	2.5〜10mg×1回/day	10mg
テモカプリル塩酸塩	エースコール®	2〜4mg×1回/day	4mg

5 薬剤｜2 ACE 阻害薬・ARB

b. おもな ARB

一般名	商品名	初期使用量	1日最大用量
カンデサルタンシレキセチル	ブロプレス®	2〜8mg×1回/day	8mg
ロサルタンカリウム	ニューロタン®	25〜50mg×1回/day	100mg
バルサルタン	ディオバン®	40〜80mg×1回/day	160mg
テルミサルタン	ミカルディス®	20〜40mg×1回/day	80mg
オルメサルタンメドキソミル	オルメテック®	5〜20mg×1回/day	40mg
アジルサルタン	アジルバ®	20mg×1回/day	40mg
イルベサルタン	アバプロ®イルベタン®	50〜100mg×1回/day	200mg

3. 作用機転

・腎血流量が低下すると、レニンが産生・分泌される。レニンはアンジオテンシノーゲンをアンジオテンシンⅠに変換し、さらにアンジオテンシンⅠはACEによってアンジオテンシンⅡに変換される。

> アンジオテンシンⅡは副腎皮質に作用してアルドステロンの分泌を促進させて、AT₁受容体を介して血管収縮を起こすんだ。アルドステロンは腎臓の遠位尿細管でナトリウムと水の再吸収を起こし、血圧・体液量の維持を司るよ。

・心不全において、心拍出量の低下などから腎血流量が低下すると、レニン・アンジオテンシン系が亢進して代償しようとする。また、心不全時の交感神経系の活動亢進も、レニン分泌の亢進を介してさらにレニン・アンジオテンシン系を亢進させる。

> 代償的で過剰なレニン・アンジオテンシン系の亢進は心臓への負担（前負荷・後負荷）を増大させて、心筋リモデリングを促進して、心不全を悪化させていく原因となるんだ。

- ACE阻害薬およびARBは、レニン・アンジオテンシン系経路を阻害することで血圧低下作用を示すとともに、心筋リモデリングを抑制する心保護作用を有する。

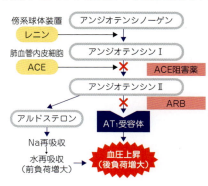

4. 副作用

a. ACE阻害薬

空咳、腎機能障害の増悪、高カリウム血症、血管性浮腫。

b. ARB

腎機能障害の増悪、高カリウム血症。

POINT

血圧降下作用は、一般的にACE阻害薬＜ARB。慢性心不全に対する作用は、一般的にACE阻害薬＞（あるいは＝）ARB。

3 β・α遮断薬

1. β遮断薬

a. β受容体の種類とおもな作用

受容体	おもな発現部位	おもな作用
β_1	洞房結節、房室結節、心筋	心拍数増加、心収縮力増加
β_2	気管支平滑筋、細動静脈（冠動脈を含む）、腎臓	気管支拡張、血管拡張、レニン分泌促進
β_3	脂肪細胞	脂肪分解促進

β受容体にはβ_1〜β_3があり、β遮断薬の選択ではβ_1選択性、α遮断作用の有無が重要になるよ。

b. おもなβ遮断薬

一般名	商品名	β_1選択性	α遮断作用
プロプラノロール塩酸塩	インデラル®	(−)	(−)
アテノロール	テノーミン®	(+)	(−)
ビソプロロールフマル酸塩	メインテート®、ビソノ®	(+)	(−)
メトプロロール酒石酸塩	セロケン®	(+)	(−)
ランジオロール塩酸塩	オノアクト®	(+)	(−)
カルベジロール	アーチスト®	(−)	(+)

β遮断薬は慢性心不全（HFrEF）、心筋梗塞後、狭心症、大動脈解離や頻脈をともなう高血圧症に対して積極的適応があるよ。

・心不全の適応を有する薬剤は、ビソプロロール経口薬とカルベジロールのみ。

- β遮断薬使用時は、心不全と高血圧で開始用量が異なる（心不全ではより低用量から）ため注意する。
- 冠攣縮性狭心症や気管支喘息、末梢動脈疾患はβ_2受容体遮断により悪化するため、β_1選択性の薬剤を選択する。

2. α遮断薬

α_1遮断により、かすみ目や尿失禁などを起こすことがある。

a. おもなα遮断薬

一般名	商品名	α_1選択性	褐色細胞腫への適応
ウラピジル	エブランチル®	(+)	(+)
ドキサゾシンメシル酸塩	カルデナリン®	(+)	(+)
プラゾシン塩酸塩	デタントール®	(+)	(+)

α受容体にはα_1とα_2があるよ。両受容体遮断でノルアドレナリンが増加することがあるから、降圧ではα_1選択性を用いるよ。

- α遮断薬は早朝高血圧や褐色細胞腫性高血圧に対して使用され、前立腺肥大症に対しても有効。
- 褐色細胞腫性高血圧にβ遮断薬を使用する場合は、α遮断薬の前投与が必要になる。

POINT★

β遮断薬、α遮断薬はともに本態性高血圧に対して第1選択薬とはならない。

4 利尿薬

1. おもな作用部位

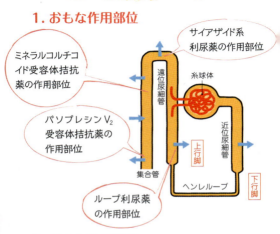

2. おもな作用機序

種類	作用機序
ループ利尿薬	ヘンレループ上行脚の $Na^+/K^+/2Cl^-$ 共輸送体を阻害して、Na^+ と K^+ の再吸収を抑制する
サイアザイド系利尿薬	遠位尿細管の Na^+/Cl^- 共輸送体を阻害して、Na^+ の再吸収を抑制する
ミネラルコルチコイド受容体拮抗薬	遠位尿細管のアルドステロン受容体と結合し、Na^+/K^+ 交換部位を拮抗して、Na^+ 排泄を促進する
バソプレシン V_2 受容体拮抗薬	集合管のバソプレシン V_2 受容体を拮抗して、自由水を排泄する

- 高血圧の患者が降圧薬を3種類以上服用する際の1剤には、降圧利尿薬が推奨される（おもにサイアザイド系利尿薬）。
- 単剤で十分な利尿効果が得られない場合には、作用部位の異なる薬剤の併用が有効な場合がある。

3. おもな利尿薬と副作用

種類	一般名	商品名	おもな適応	おもな副作用
ループ利尿薬	フロセミド アゾセミド トラセミド	ラシックス® ダイアート® ルプラック®	高血圧症、心性浮腫、腎性浮腫、腎不全による乏尿	低Na血症、低K血症、高尿酸血症、腎機能障害(脱水)
サイアザイド系利尿薬	トリクロルメチアジド ヒドロクロロチアジド	フルイトラン® ヒドロクロロチアジド錠「トーワ」	高血圧症、心性浮腫、腎性浮腫	低Na血症、低K血症、高尿酸血症
ミネラルコルチコイド受容体拮抗薬	スピロノラクトン エプレレノン カンレノ酸カリウム	アルダクトン® セララ® ソルダクトン®	高血圧症、心不全、腎性浮腫、原発性アルドステロン症	高K血症、女性化乳房、多毛症、月経不順
バソプレシンV₂受容体拮抗薬	トルバプタン	サムスカ®	利尿薬で効果不十分な心不全および肝硬変における体液貯留	高Na血症

- 漫然とした利尿薬の継続は容易に脱水につながるため、病態に応じた利尿薬の種類と量の選択が必要。
- ミネラルコルチコイド受容体拮抗薬は、レニン・アンジオテンシン系を阻害するため、心不全に対して心保護にはたらく場合もある。

MEMO

トルバプタンは、ほかの利尿薬の前投与が必要。また、口渇を感じない、もしくは水分摂取困難な患者には禁忌。

5 抗不整脈薬

期外収縮、心房細動、発作性心室頻拍、心室頻拍に適応するよ。

1. おもな薬剤の使用量と副作用

一般名（商品名）	使用量(mg)	おもな副作用
キニジン硫酸塩水和物（硫酸キニジン）	200～600	下痢、無顆粒球症
プロカインアミド塩酸塩（アミサリン®)	250～500	下痢、無顆粒球症
ジソピラミドリン酸塩（リスモダン® P)	100～300	口渇、便秘、排尿困難、低血糖
シベンゾリンコハク酸塩（シベノール®)	300～450	口渇、便秘、排尿困難、低血糖
ピルメノール塩酸塩水和物（ピメノール®)	100～200	口渇、便秘、排尿困難、低血糖
アプリンジン塩酸塩（アスペノン®)	40～60	口渇、便秘、排尿困難、低血糖
メキシレチン塩酸塩（メキシチール®)	300～450	肝障害、皮膚障害、幻覚
プロパフェノン塩酸塩（プロノン®)	300～450	胸部不快感、めまい、ふらつき
フレカイニド酢酸塩（タンボコール®)	100～200	羞明、めまい、ふらつき
ピルシカイニド塩酸塩水和物（サンリズム®)	150～225	胸部不快感、胃痛
プロプラノロール塩酸塩（インデラル®)	30～60	めまい、ふらつき
カルベジロール（アーチスト®)	5～20	めまい、ふらつき
ビソプロロールフマル酸塩（メインテート®)	2.5～5.0	めまい、ふらつき
アミオダロン塩酸塩（アンカロン®)	100～200	間質性肺炎、甲状腺機能障害、肝障害、角膜色素沈着
ソタロール塩酸塩（ソタコール®)	80～320	頭痛、全身倦怠感、易疲労感
ベラパミル塩酸塩（ワソラン®)	120～240	顔面紅潮、頭痛、歯肉腫脹

一般名（商品名）	使用量（mg）	おもな副作用
ジルチアゼム塩酸塩（ヘルベッサー®）	90〜180	顔面紅潮、頭痛、歯肉腫脹、肝障害、皮膚障害
ベプリジル塩酸塩水和物（ベプリコール®）	100〜200	torsade de pointes、間質性肺炎

2. 作用機転

おもな作用機転は、（イオン）チャネルと受容体。

重要

```
         チャネル
   ┌────────┼────────┐
ナトリウムチャネル  カルシウムチャネル  カリウムチャネル
```

重要

◆受容体（自律神経系に作用）

α受容体、β受容体、ムスカリン（M）受容体

- ・心臓β（β₁）受容体遮断は交感神経緊張緩和と心拍数減少作用がある。
- ・心臓M（M₂）受容体遮断は迷走神経緊張緩和と心拍数増加作用がある。

3. 使用時の注意点

腎機能を確認する。腎機能障害がある場合、アミオダロン、プロパフェノン、アプリンジンを選択する。

カリウムチャネルを抑制する薬（とくにベプリジル）は、QT時間延長によるtorsade de pointes（トルサードドポアント）の発現に注意する。定期的に心電図を記録して、QT延長があれば減量もしくは薬剤変更を検討する。

POINT ★

心房細動に対しVaughan-Williams（ヴォーン・ウィリアムズ）分類のIa群やIc群抗不整脈薬を使用すると、心房粗動を10〜20%誘発することがある。その結果、心房興奮頻度が減少して1：1房室伝導となり、症状が増悪することがあるので注意する。

5

薬剤｜5 抗不整脈薬

6 抗血小板薬

心筋梗塞や脳梗塞は、血流の速い環境下での血小板の活性化による血栓がおもな病態であると考えられているよ。だから抗血小板薬を使うんだね。

1. おもな薬剤と作用時間

一般名	代表的な商品名	作用時間
アスピリン	バイアスピリン®	血小板の寿命（7〜10日）
チクロピジン塩酸塩	パナルジン®	血小板の寿命（7〜10日）
クロピドグレル硫酸塩	プラビックス®	血小板の寿命（7〜10日）
プラスグレル塩酸塩	エフィエント®	血小板の寿命（7〜10日）
チカグレロル	ブリリンタ®	血小板の寿命（7〜10日）
シロスタゾール	プレタール®	2〜3日
イコサペント酸エチル	エパデール	血小板の寿命（7〜10日）
サルポグレラート塩酸塩	アンプラーグ®	約12時間
ベラプロストナトリウム	プロサイリン®ドルナー®	約8時間

POINT★

手術前に休薬する場合もあるため、患者が服用中の薬は必ず確認する。

2. 病態

動脈硬化が原因で生じる心筋梗塞や脳梗塞

血管内でプラーク（粥腫）が破綻して傷ができる

↓

傷に血小板血栓がたくさん付着

↓

血液の流れを妨げる

健康な動脈

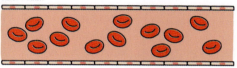

血管内でプラークが破綻　　　　血小板血栓が付着

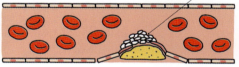

金属でできたステントにも血小板血栓がつきやすい。だから、心筋梗塞や脳梗塞の患者さんに抗血小板薬を使うんだね。

5 薬剤 ｜ 6 抗血小板薬

121

7 抗凝固薬・血栓溶解薬

心房細動の血栓や静脈血栓は、血液の流れが滞るとできやすいと考えられているよ。だから抗凝固薬を使うんだね。

1. おもな薬剤と作用時間

一般名	代表的な商品名	作用時間
ワルファリンカリウム	ワーファリン（経口）	2〜3日
ダビガトランエテキシラートメタンスルホン酸	プラザキサ®（経口）	半減期 約半日
リバーロキサバン	イグザレルト®（経口）	半減期 約半日
アピキサバン	エリキュース®（経口）	半減期 約半日
エドキサバントシル酸塩水和物	リクシアナ®（経口）	半減期 約半日
未分画ヘパリン	ヘパリン（注射）	半減期 約1時間
フォンダパリヌクスナトリウム	アリクストラ®（注射）	半減期 14〜17時間

・ワルファリン、ヘパリンは、血液検査の結果をみながら量を調整する。
・プラザキサ®、エリキュース®は1日2回服用。
・イグザレルト®とリクシアナ®は1日1回服用。

> 手術前に休薬する場合もあるため、患者が服用中の薬は必ず確認する。

ワルファリンは効果が出るまで数日かかり、服用を中止しても数日は効果が持続する。また、抗がん剤（TS-1）との併用で、効果が急に強まることがある。

> がん患者は深部静脈血栓症になりやすいため、凝固カスケードも大切。

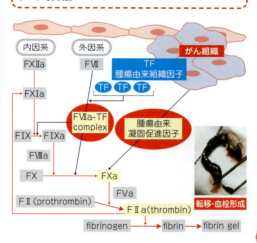

転移・血栓形成

経口Xa阻害薬（イグザレルト®、エリキュース®、リクシアナ®）、直接トロンビン阻害薬（プラザキサ®）は、抑制しているところがわかりやすいね。ビタミンK拮抗薬（ワーファリン）は、Ⅱ・Ⅶ・Ⅸ・Ⅹを抑制するよ。作用の発現時間の違いは、こういうところにあるよ！

8 強心薬・昇圧薬

急性循環不全（心原性ショック、出血性ショック）のときに使用するよ。服用するとすぐに効果が現れるんだ。

1. おもな薬剤と特徴

強心薬・昇圧薬は、血管収縮作用と強心作用のどちらか、あるいはその両者により血圧を上昇させる。

a. ドパミン

◆作用機転：用量依存的に作用機転が変わる。

- 低用量：腎臓にあるドパミン受容体（D_1）を刺激して腎血流を増やす。
- 中用量：βアドレナリン刺激作用が加わり、心拍出量を増やす。
- 高用量：α刺激薬の作用による血管収縮作用が加わる。

◆副作用：中用量〜高用量使用時に頻脈、心筋虚血、末梢冷感。

◆使用時のポイント：心機能低下による低血圧、腎血流低下、敗血症性ショック。

◆使い方：精密持続点滴 5μg/kg/min で開始。

用量依存的効果の違い

投与量 (μg/kg/min)	作用機転	効果
1〜3	ドパミン受容体 （D_1）	腎動脈拡張による腎血流増加、血管平滑筋弛緩による微小血管の拡張
4〜10	$\beta_1 + \beta_2$ （$+ D_1$）	心拍数増加、心収縮力増加による昇圧
> 10	α（$+ \beta + D_1$）	心拍数増加、心収縮力増加

b. ドブタミン

◆作用機転：β_1、β_2 アドレナリン刺激により心拍出量を増やす。α 刺激作用による血管拡張作用がある。腎血流を増やす作用はない。

◆副作用：血圧低下、心筋虚血。

◆使用時のポイント：左心不全、両心不全。

◆使い方：精密持続点滴 5μg /kg/min で開始。

c. ノルアドレナリン

◆作用機転：$\alpha + \beta_1$（$\alpha > \beta$）受容体に作用する。強力な血管収縮作用がある。

◆副作用：腸管虚血、腎虚血、急性肺水腫。

◆使用時のポイント：心筋梗塞時のショック、敗血症性ショック、アナフィラキシーショック。

◆使い方：5A ＋生食 45 mL を 1 ～ 5 mL/h で開始（0.05 ～ 0.3μg /kg/min）。

d. アドレナリン

◆作用機転：$\alpha + \beta_1$、β_2 受容体に作用する。とくに β_2 受容体には、気管支拡張および血管拡張作用をもつ。

◆使用時のポイント：心肺停止患者の蘇生処置時、アナフィラキシーショック、重症気管支喘息発作時の気管支拡張。

◆副作用：血圧上昇、不整脈、急性肺水腫。

◆使い方：気管支拡張…1 回 0.2 ～ 1mg を皮下または筋肉注射。蘇生などの緊急時…1 回 1mg（IV/IO）とし、3 ～ 5 分間隔で追加投与。

e. イソプレナリン

◆作用機転：β 作用をもち、β_1、β_2 に等しく作用する。

◆使用時のポイント：アトロピンに反応しない完全房室ブロック、高度徐脈、肺高血圧、右心不全。

◆副作用：頻脈。

◆使い方：5A ＋生食 45 mL を 3 ～ 10mL/h で開始。

f. ミルリノン

- ◆作用機転：ホスホジエステラーゼ（PDE）Ⅲ阻害薬。心収縮力、心拍出量を増やし、末梢血管を広げる。
- ◆副作用：頻脈、血圧低下、腎障害、心室頻拍。
- ◆使用時のポイント：左心不全、両心不全。
- ◆使い方：5Aを1mL/hで開始（0.3μg/kg/min）。

一般名と効果

一般名	作用機転	心拍数・心収縮力	心拍出量	血圧	末梢血管
ドブタミン塩酸塩	$\alpha + \beta_1$、β_2	増加	増加	上昇	拡張
ノルアドレナリン	$\alpha + \beta_1$	軽度増加	さまざま	上昇	収縮
アドレナリン	$\alpha + \beta_1$、β_2	軽度増加	さまざま	さまざま	拡張
イソプレナリン塩酸塩	β_1、β_2	増加	増加	さまざま	拡張
ミルリノン	PDE Ⅲ阻害	不変	増加	さまざま	拡張

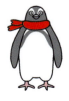

9 脂質異常症治療薬

1. おもな分類と薬剤

a. スタチン

◆作用機転：HMG-CoA 還元酵素阻害による肝臓の LDL 受容体増加、肝細胞のコレステロール合成阻害。

◆副作用：過敏症、筋肉痛、横紋筋融解症。

スタンダードスタチン

一般名（商品名）	使用量	適応症
プラバスタチンナトリウム（メバロチン®）	10～20 mg/day	高コレステロール血症 家族性高コレステロール血症
シンバスタチン（リポバス®）	5～20 mg/day	
フルバスタチンナトリウム（ローコール®）	20～60 mg/day	

ストロングスタチン

一般名（商品名）	使用量	適応症
アトルバスタチンカルシウム水和物（リピトール®）	10～40 mg/day	高コレステロール血症 家族性高コレステロール血症
ピタバスタチンカルシウム（リバロ）	1～4 mg/day	
ロスバスタチンカルシウム（クレストール®）	2.5～20 mg/day	

b. 小腸コレステロールトランスポーター阻害薬

◆作用機転：小腸からのコレステロール吸収阻害。

◆副作用：過敏症、筋肉痛、横紋筋融解症。

一般名（商品名）	使用量	適応症
エゼチミブ（ゼチーア®）	10 mg/day	高コレステロール血症 家族性高コレステロール血症

5 薬剤 ｜ 9 脂質異常症治療薬

c. イオン交換薬

◆作用機転：胆汁酸吸着による胆汁酸の再吸収抑制。
◆副作用：過敏症、筋肉痛、横紋筋融解症。

一般名（商品名）	使用量	適応症
コレスチミド （コレバイン®）	1.5～4 g/day	高コレステロール 血症
コレスチラミン （クエストラン®）	12～24 g/day	家族性高コレステ ロール血症

d. フィブラート系薬

◆作用機転：PPAR α活性化、リポ蛋白リパーゼ増加による
　トリグリセリドの分解促進。
◆副作用：過敏症、肝障害、筋肉痛、横紋筋融解症。

一般名（商品名）	使用量	適応症
ベザフィブラート （ベザトール®SR）	100～400 mg/day	高コレステロール 血症
フェノフィブラート （リピディル®）	53.3～160 mg/day	家族性高コレステ ロール血症

e. プロブコール

◆作用機転：胆汁酸排泄促進。
◆副作用：心室性不整脈、失神、消化管出血、横紋筋融
　解症。

一般名（商品名）	使用量	適応症
プロブコール （ロレルコ®）	500～1,000 mg/day	高コレステロール 血症（黄色腫）

f. 多価不飽和脂肪酸

◆作用機転：動脈の弾力性保持、血小板凝集抑制、トリ
　グリセリド値の低下。
◆副作用：下痢、肝障害、黄疸。

一般名（商品名）	使用量	適応症
イコサペント酸エチル （エパデール）	900～2,700 mg/day	閉塞性動脈硬化症 高脂血症
オメガ-3脂肪酸エチル （ロトリガ®）	2～4 g/day	高脂血症

g. ビタミンE製剤

◆作用機転：コレステロール排泄促進、血小板凝集抑制、微小循環改善。

◆副作用：食思不振、過敏症。

一般名（商品名）	使用量	適応症
トコフェロールニコチン酸エステル（ユベラ®N）	300〜600 mg/day	閉塞性動脈硬化症 高脂血症 高血圧症

h. PCSK9阻害薬

◆作用機転：LDL受容体の分解抑制。

◆副作用：過敏症、消化器症状。

一般名（商品名）	使用量	適応症
エボロクマブ（レパーサ®）	280〜420 mg/mo	家族性高コレステロール血症
アリロクマブ（プラルエント®）	150〜300 mg/mo	高コレステロール血症（心血管イベントの発現リスクが高く、スタチンで効果不十分な場合のみ）

POINT★

脂質異常症治療薬の副作用として、過敏症や便秘などがある。横紋筋融解症の副作用がある薬の場合には、筋肉痛がみられたり、尿が赤色になることがあるため、気が付いたら病院を受診するよう説明する。

5 薬剤 ｜ 9 脂質異常症治療薬

CHAPTER 6 略語一覧

記号	% FS	% left ventricular fractional shortening	左室内径短縮率
A	AAA	abdominal aortic aneurysm	腹部大動脈瘤
	ABI	ankle brachial (pressure) index	足関節上腕血圧比
	ACE	angiotensin converting enzyme	アンジオテンシン変換酵素
	ACS	acute coronary syndrome	急性冠症候群
	AED	automated external defibrillator	自動体外式除細動器
	Af	atrial fibrillation	心房細動
	AFL	atrial flutter	心房粗動
	ALS	advanced life support	二次救命処置
	AMI	acute myocardial infarction	急性心筋梗塞
	AR	aortic regurgitation	大動脈弁閉鎖不全症
	ARB	angiotensin Ⅱ receptor blocker	アンジオテンシンⅡ受容体拮抗薬(遮断薬)
	AS	aortic stenosis	大動脈弁狭窄症
	ASD	atrial septal defect	心房中隔欠損
	ASH	asymmetric septal hypertrophy	肥大非対称性中隔肥大
	ASO	arteriosclerosis obliterans	閉塞性動脈硬化症
	ASV	adaptive servo ventilation	順応性自動制御換気
	ATP	antitachycardia pacing	抗頻拍ペーシング
	AV	aortic valve	大動脈弁
	AVNRT	atrioventricular nodal reentrant tachycardia	房室結節回帰性頻拍
	AVRT	atrioventricular reentrant tachycardia	房室回帰性頻拍
B	BE	base excess	過剰塩基
	BLS	basic life support	一次救命処置
	BP	blood pressure	血圧
C	CABG	coronary artery bypass grafting	冠動脈バイパス術
	CAG	coronary angiography	冠動脈造影
	CAVI	cardio ankle vascular index	心臓足首血管指数
	CHF	congestive heart failure	うっ血性心不全
	CI	cardiac index	心係数
	CLI	critical limb ischemia	重症下肢虚血
	CO	cardiac output	心拍出量
	CP angle	costophrenic angle	肋骨横隔膜角
	CPAP	continuous positive airway pressure	持続的陽圧呼吸

130

CRP	C-reactive protein	C反応性蛋白
CRT	cardiac resynchronization therapy	心臓再同期療法
CT	computed tomography	コンピュータ断層撮像
CTO	chronic total occlusion	慢性完全閉塞病変
CTR	cardio thoracic ratio	心胸郭比
CVP	central venous pressure	中心静脈圧
DC	direct cardioversion	電気的除細動
DCM	dilated cardiomyopathy	拡張型心筋症
DES	drug-eluting stent	薬剤溶出性ステント
EF	left ventricular ejection fraction	左室駆出率
EPS	electrophysiology study	心臓電気生理学的検査
EVT	endovascular treatment	末梢血管内治療
FFR	fractional flow reserve	血流予備量比
FMD	flow mediated dilation	血流依存性血管拡張反応
HCM	hypertrophic cardiomyopathy	肥大型心筋症
HD	hemodialysis	血液透析
HDF	hemodiafiltration	血液透析濾過
HF	hemofiltration	血液濾過
IABP	intra aortic balloon pumping	大動脈内バルーンパンピング
ICD	implantable cardioverter defibrillator	植込み型除細動器
IE	infective endocarditis	感染性心内膜炎
IHD	ischemic heart disease	虚血性心疾患
IPPV	intermittent positive pressure ventilation	間欠的陽圧換気
IVC	inferior vena cava	下大静脈
LA	left atrium	左心房
LAD	left anterior descending artery	左前下行枝
LCX	left circumflex artery	左回旋枝
LMT	left main trunk	左冠動脈主幹部
LOS	low output syndrome	低心拍出量症候群
LV	left ventricle	左心室
LVEF	left ventricular ejection fraction	左室駆出分率
LVG	left ventriculography	左室造影
MR	mitral regurgitation	僧帽弁閉鎖不全症
MRI	magnetic resonance imaging	磁気共鳴画像法
MS	mitral stenosis	僧帽弁狭窄症
MV	mitral valve	僧帽弁
MVR	mitral valve replacement	僧帽弁置換術
NPPV	non-invasive positive pressure ventilation	非侵襲的陽圧換気療法

P	PA	pulmonary artery	肺動脈
	PAD	peripheral arterial disease	末梢動脈疾患
	PCI	percutaneous coronary intervention	経皮的冠動脈インターベンション
	PCPS	percutaneous cardiopulmonary pressure support	経皮的心肺補助装置
	PCWP	pulmonary capillary wedge pressure	肺動脈楔入圧
	PEA	pulseless electrical activity	無脈性電気活動
	PEEP	positive end-expiratory pressure	呼気終末陽圧
	PSVT	paroxysmal supraventricular tachycardia	発作性上室頻拍
	PTA	percutaneous transluminal angioplasty	経皮的血管形成術
	pulseless VT	pulseless ventricular tachycardia	無脈性心室頻拍
	PVC	premature ventricular contraction	心室期外収縮
	PWV	pulse wave velocity	脈波伝播速度
R	RA	right atrium	右心房
	RCA	right coronary artery	右冠動脈
	RCM	restrictive cardiomyopathy	拘束型心筋症
	RI	radioisotope	放射性同位元素
	RV	right ventricle	右心室
	RVP	right ventricular pressure	右室圧
S	SLE	systemic lupus erythematosus	全身性エリテマトーデス
	SPECT	single photon emission computed tomography	心臓核医学検査
	SSS	sick sinus syndrome	洞不全症候群
	SVC	superior vena cava	上大静脈
T	TAA	thoracic aortic aneurysm	胸部大動脈瘤
	TAVI	transcatheter aortic valve implantation	経カテーテル大動脈弁留置術
	TV	tricuspid valve	三尖弁
V	VF	ventricular fibrillation	心室細動
	VSD	ventricular septal defect	心室中隔欠損
	VT	ventricular tachycardia	心室頻拍
W	WPW	Wolff-Parkinson-White (syndrome)	WPW症候群／ウォルフ・パーキンソン・ホワイト症候群

引用・参考文献

1) 日本高血圧学会高血圧治療ガイドライン作成委員会編. 高血圧治療ガイドライン2014. 東京, ライフサイエンス出版, 2014, 248p.

2) 日本循環器学会／日本心不全学会合同ガイドライン. 急性・慢性心不全診療ガイドライン（2017年改訂版）. 2018. http://www.j-circ.or.jp/guideline/pdf/JCS2017_tsutsui_h.pdf

3) 日本循環器学会. 安定冠動脈疾患における待機的PCIのガイドライン（2011年改訂版）. 循環器病の診断と治療に関するガイドライン（2010年度合同研究班報告）. 2012. www.j-circ.or.jp/guideline/pdf/JCS2011_fujiwara_h.pdf

4) 日本循環器学会. ST上昇型急性心筋梗塞の診療に関するガイドライン（2013年改訂版）. 循環器病の診断と治療に関するガイドライン（2012年度合同研究班報告）. 2013. http://www.j-circ.or.jp/guideline/pdf/JCS2013_kimura_h.pdf

5) 日本循環器学会. 肥大型心筋症の診療に関するガイドライン（2012年改訂版）. 循環器病の診断と治療に関するガイドライン（2011年度合同研究班報告）. 2012. http://www.j-circ.or.jp/guideline/pdf/JCS2012_doi_h.pdf

6) 日本循環器学会. 拡張型心筋症ならびに関連する二次性心筋症の診療に関するガイドライン（2011年改訂版）. 循環器病の診断と治療に関するガイドライン（2009 - 2010年度合同研究班報告）. 2011. http://www.j-circ.or.jp/guideline/pdf/JCS2011_tomoike_h.pdf

7) 日本循環器学会. 成人先天性心疾患診療ガイドライン（2017年改訂版）. 2015 - 2016年度活動. 2017. http://www.j-circ.or.jp/guideline/pdf/JCS2017_ichida_h.pdf

8) 日本循環器学会. 冠動脈病変の非侵襲的診断法に関するガイドライン. 循環器病の診断と治療に関するガイドライン（2007 - 2008年度合同研究班報告）. 2009. http://www.j-circ.or.jp/guideline/pdf/JCS2010_yamashina_h.pdf

9) Abbara, S. et al. SCCT guidelines for the performance and acquisition of coronary computed tomographic angiography: A report of the Society of Cardiovascular Com-

puted Tomography Guidelines Committee: Endorsed by the North American Society for Cardiovascular Imaging (NASCI). J Cardiovasc Comput Tomogr. 10 (6), 2016, 435-49.

10) 日本循環器学会. 心臓核医学検査ガイドライン（2010 年改訂版）. 循環器病の診断と治療に関するガイドライン（2009 年度合同研究班報告）. 2010. http://www.j-circ. or.jp/guideline/pdf/JCS2010tamaki.h.pdf

11) 一般社団法人日本蘇生協議会監修. JRC 蘇生ガイドライン 2015. 東京, 医学書院, 2016, 592p.

12) 日本循環器学会. 末梢閉塞性動脈疾患の治療ガイドライン（2015 年改訂版）. 2014 年度合同研究班報告. 2015. http://www.j-circ.or.jp/guideline/pdf/JCS2015_miyata_h.pdf

ちびナス 循環器
— 困ったときのお助け BOOK

2018年10月5日発行　第1版第1刷

編　著　池田 隆徳

発行者　長谷川 素美

発行所　株式会社メディカ出版
〒532-8588
大阪市淀川区宮原3-4-30
ニッセイ新大阪ビル16F
https://www.medica.co.jp/

編集担当　鈴木陽子

編集協力　(有) メディファーム

装　幀　北風慎子 (marble)

イラスト　みやよしえ

印刷・製本　株式会社シナノ パブリッシング プレス

© Takanori IKEDA, 2018

本書の複製権・翻訳権・翻案権・上映権・譲渡権・公衆送信権
（送信可能権を含む）は、(株) メディカ出版が保有します。

ISBN978-4-8404-6568-7　　Printed and bound in Japan

当社出版物に関する各種お問い合わせ先（受付時間：平日9:00～17:00）
● 編集内容については、編集局 06-6398-5048
● ご注文・不良品（乱丁・落丁）については、お客様センター 0120-276-591
● 付属の CD-ROM、DVD、ダウンロードの動作不具合などについては、
デジタル助っ人サービス 0120-276-592